AF469973

A PROPOS

DE LA

CRÉMATION

EUGÈNE FOURNIER

A Propos de la Crémation [1]

MORT RÉELLE ET MORT APPARENTE

Constatation rapide et sûre de la Mort réelle

La législation actuelle effective est suffisante pour prévenir toute *inhumation* et « a fortiori », toute *crémation, précipitées*

Mortuaries et Dépôts mortuaires dans les Hôpitaux

POUR L'INSTRUCTION DES STAGIAIRES

Chambres pour agonisants

L'Autopsie précoce est aujourd'hui nécessitée par l'intérêt de la science et par celui de la famille (survivants du décédé).

Dans quelques pays elle est rendue obligatoire par l'Opinion publique.

Les délais légaux doivent être diminués et ramenés au niveau de la Science.

NOTES COMPLÉMENTAIRES SUR LA CRÉMATION

Extraits du Journal d'Hygiène *des 25 avril, 25 mai, 25 juin, 25 juillet, 25 août et 25 septembre 1912*

VIGOT Frères, Éditeurs

23, PLACE DE L'ÉCOLE DE MÉDECINE — PARIS (VIe)

Et chez l'Auteur, EUGÈNE FOURNIER, 19, rue Ernest-Renan, Paris (XVe)

1912

Prix : UN FRANC CINQUANTE

[1] Voir « De la Crémation », Eugène Fournier, 1911 (Extrait de la *Revue Internationale de Sociologie*). GIRARD ET BRIÈRE, Libraires-Éditeurs, 16, rue Soufflot, Paris, (Ve).

AVANT-PROPOS

J'étais loin de penser lorsque, dans le renvoi de
la page 42 de mon mémoire : « De la Crémation » (1),
je me proposais de réparer un oubli que je consi-
dérais comme de peu d'importance : « celui des
mortuaries et des dépôts mortuaires », que j'al-
lais soulever une question toujours d'actualité et
toujours grosse de difficultés : « Les inhumations
précipitées ; la mort réelle et la mort apparente ».

Le sujet en a été longuement discuté à la Société
Française d'Hygiène, il y a une dizaine d'années,
et la législation et l'hygiène en ont considérablement diminué les risques.

La plupart des cas cités datent généralement d'au
moins cinquante ans et ont été exagérés par suite
d'autosuggestion ou de phobie de l'inhumation
précipitée, en raison de l'ignorance des phénomènes
naturels qui séparent la mort apparente de la mort
réelle.

Voilà pourquoi je me suis laissé entraîner à
revenir sur le même sujet pour mettre la question
à jour ; c'est ce que je vais essayer de faire aussi
brièvement que possible.

J'ai envoyé un questionnaire aux principales
municipalités d'Europe et, grâce à l'amabilité du
Directeur des inhumations, j'ai visité les dépôts
mortuaires de la Ville de Paris et ai assisté, avec
une autorisation de la famille, à l'incinération du
corps d'un homme de forte taille.

J'ai pensé enfin que je ne pouvais être mieux
documenté qu'en m'adressant aux physiologistes
qui s'occupent depuis de longues années des procédés de diagnostic rapide et sûr de la mort réelle :

---

(1) Extrait de la *Revue internationale de Sociologie*, Paris,
1911.

à M. le Dr S. Icard, de Marseille, lauréat de la Faculté de médecine et de l'Institut de France, à M. le Dr Maurice d'Halluin, chef des travaux de physiologie de la Faculté libre de médecine de Lille.

Ces savants, en m'envoyant un certain nombre d'exposés de leurs travaux, ont mis toute leur expérience à ma disposition. J'ai trouvé dans l'important ouvrage (1) qui a valu au Dr Icard les distinctions que je viens de citer, outre la discussion de ses différents procédés, un important exposé des phénomènes caractéristiques de la mort réelle et de la mort apparente dans lequel j'ai puisé un grand nombre des renseignements qui suivent.

Je tenais à remercier publiquement ces deux aimables physiologistes.

Toute question de mentalité, de religion, de piété, doit être écartée dans l'étude de : « la crémation ». Il s'agit de mettre à profit toute l'expérience acquise, de façon à mettre d'accord la mentalité actuelle avec les progrès de la science et avec notre conscience.

Tout homme porte en lui les premières notions de la religion qu'on peut appeler « la religion naturelle ». Tout ce qui lui est inconnu le frappe plus ou moins et il en cherche immédiatement une explication. C'est là l'origine des religions. Témoin, la constatation qu'en a faite, ces années dernières, le professeur L. Lapicque chez les hommes primitifs (qui remontent à des milliers d'années), en haut des montagnes du sud de l'Inde.

Au fur et à mesure que nous avançons, nous dégageons la religion du surnaturel et du fétichisme dus à l'ignorance ainsi qu'à son exploitation par l'intérêt humain, pour n'en conserver que la vérité.

Bientôt en effet, les rites deviennent de plus en plus compliqués, au point que ceux qui nous sont transmis ne comprennent que les sépultures des puissants et des riches. En dehors de l'aristocratie, artisans et paysans ne comptent pas.

La religion catholique elle-même, dans ses débuts, avait recours à la crémation et à ce sujet plus d'un concile a dû suivre l'Opinion publique, ne pouvant et n'osant pas aller à l'encontre. Elle n'arriva que peu à peu, comme je l'ai dit, à imposer la sépulture des juifs « l'inhumation » qui répondait le mieux à la notion de l'Egalité et qui était à la portée des plus pauvres.

Mais l'Eglise catholique ne tombe-t-elle pas dans le travers

---

(1) La *Constatation des décès dans les hôpitaux, en France et à l'Etranger, et Nécessité de la pratique hâtive des autopsies,* Paris, 1911.

du siècle de l'argent, en autorisant, par son silence, le luxe de plus en plus grand des inhumations?

Rien, dans la crémation, je le répète, n'est hostile à la religion catholique puisque le culte en est entièrement facilité.

Enfin l'éducation nationale qui doit être le régulateur, la base, de la Société française, en faisant la femme l'égale de l'homme, mais avec ses attributions propres, en faisant de notre mère, comme dans les pays anglo-saxons, notre éducatrice nationale, ne peut que resserrer les liens de la famille, ce qui va de pair avec toute idée religieuse.

MORTUARIES ET DÉPOTS MORTUAIRES (1)

Voici le questionnaire envoyé aux municipalités :

1º S'il existe dans la ville, dans la province ou dans le pays une ou plusieurs mortuaries;

2º Si, depuis dix et même quinze ans, ces mortuaries ont rendu des services et si les cas *ruraux* de « mort apparente » ont été plus nombreux que les cas *urbains;*

3º S'il existe actuellement un signe certain de diagnostic rapide de « la mort réelle » autre que la *Phlyctène gazeuse* ou que l'injection hypodermique de *Fluorescéine;*

4º Enfin, quelles sont les taxes imposables.

Voici, résumées, les réponses que, très aimablement, les municipalités m'adressèrent après enquêtes auprès des autorités provinciales ou des bureaux de statistiques.

BERLIN. — Dans toutes les grandes villes, dans tous les grands cimetières, se trouvent des morgues où les cercueils sont apportés fermés. Il n'y a pas de mortuaries.

Les vérifications des décès sont faites par des médecins spéciaux et en dehors des médecins trai-

---

(1) Le plus ancien dépôt mortuaire connu en Europe semble être la *Tour del guardo morto,* à Florence, où les corps étaient gardés quelques heures avant leur transport à *San Giovanni :* cette tour fut détruite en 1248.

Vers cette époque existaient, mais sous des noms divers, de petites constructions érigées surtout dans les cimetières de l'Ouest de la France et affectées au même usage; de même, de nombreuses cryptes d'églises en France et à l'Etranger.

tants. Les bulletins qui sont remplis par le vérificateur sont d'une précision et d'une netteté très grandes. Les cas de mort apparente qui doivent être bien rares dépendent du dernier médecin traitant. Si l'on voulait être documenté à ce sujet, il faudrait s'adresser à la Faculté de médecine de Berlin.

A Berlin, comme dans tous les pays allemands, la législation sur les cimetières est différente de la nôtre et la mentalité française ne pourrait s'en accommoder.

VIENNE. — Il y a à Vienne plus de 70 mortuaries annexées : dans les arrondissements du centre, aux églises paroissiales et, dans ceux de la périphérie, aux cimetières; à part les deux du cimetière central qui sont aménagées pour 100 cadavres, les mortuaries ne sont pas spacieuses. La plupart d'entre elles existent depuis plus de quinze ans et jamais on n'a constaté de mort apparente, pas plus que depuis bien longtemps, dans les provinces de l'Autriche-Hongrie.

Comme à Berlin, les vérificateurs des décès sont distincts des médecins traitants.

Il n'y a pas de taxes dans les mortuaries du centre et, dans celles des cimetières, on ne paie de taxe que si l'exposition est demandée par la famille. Celles du cimetière central de Vienne varient de 25 à 125 francs.

CHRISTIANIA. — Il n'y a pas de chambres mortuaires; toute manipulation (déplacement ou autre) du corps ne peut se faire avant douze ou quinze heures; dans d'autres villes, avant dix-huit et vingt-quatre heures et même plus. Dans quelques départements, l'intervalle n'est que de quatre à sept heures, mais la moyenne de toute la Norvège est de douze heures dans les villes, de onze heures dans les campagnes. Il n'est même que de une heure, dans 8 communes.

La date de l'enterrement varie de quatre jours à Christiania à six jours à Berghen. La moyenne est de sept jours, et pour tout le pays, de huit jours; généralement elle est plus longue à la campagne, alors qu'elle est plus courte dans les districts côtiers. Au sujet de la mort apparente, 457 commissions sanitaires locales ont donné des réponses négatives. On n'y trouve pas de cas constatés; ceux qui ont été mis en avant ne l'ont été que sur des bruits et des conjectures.

Pour quelques autres, on paraît les mettre complètement en doute dans quelques départements. D'après de nouveaux renseignements, il faut au moins une probabilité prépondante pour que les cas soient déclarés fondés sur des faits.

STOCKHOLM. — Les chambres mortuaires d'attente sont, dans toute la Norvège, à côté des églises et servent, non pas pour la constatation de la mort réelle, mais seulement dans le cas d'impossibilité de la part de la famille de conserver les morts à la maison. Ils n'y sont apportés que quarante-huit heures avant l'enterrement qui a lieu de quatre à six jours après la mort.

Depuis quinze ans que ces chambres mortuaires sont installées, on n'a constaté aucun cas de mort apparente.

ROME. — Les mortuaries ont été supprimées en Italie, les familles n'y envoyant que très rarement les corps. Il y a dans les cimetières des dépôts mortuaires, et une « morgue » annexée à l'Institut de médecine légale à l'*Isola Tiberina*, de même que dans les hôpitaux où tous les morts séjournent de vingt-quatre à quarante-huit heures.

Pour la période d'observation de quarante-huit heures, il est perçu un droit de 5 lires.

De mémoire d'homme, on ne connaît, ni dans la cité, ni dans les campagnes, de cas de mort apparente.

MILAN. — Il existe une mortuarie très complète et moderne avec salles mortuaires d'attente ; il y en a aussi dans la province de Milan. Il y a même une voiturette-ambulance électrique.

Les morts apparentes, de beaucoup les plus nombreuses, sont dues à l'électrocution.

Il y a moins de cas ruraux que de cas urbains.

En ce qui concerne la crémation, les fours incinératoires sont modernes et tous sont établis d'après les études faites à Paris.

Les membres de la Société de crémation ne paient rien; la taxe des autres doit être, si j'ai bien compris, de 200 francs.

En résumé, la phlyctène gazeuse et les injections de fluorescéine sont inconnues.

Les caractères généraux qui sont si bien décrits sur les bulletins de décès allemands sont les mêmes qu'en France et sont plus facilement observés, le délai des sépultures étant plus grand.

Je ne puis que renouveler à ces municipalités toute l'expression de ma reconnaissance pour les réponses qu'elles ont bien voulu faire à mes demandes.

Conclusions. — On peut conclure que si les mortuaries n'ont pas rendu de services, il n'en est pas de même des dépôts mortuaires, en tenant compte que ces pays ont une législation sur les sépultures différente de la nôtre.

Ces réponses qui sont unanimes sur la non-constatation des cas de mort apparente, confirment la nécessité que j'entrevois depuis longtemps d'un projet de réorganisation des mortuaries au sujet de l'instruction des stagiaires en médecine et de la vérification *effective* des décès.

La population française pour laquelle le respect et le culte des morts sont en quelque sorte innés chez tous, possédera toutes les garanties désirables contre le retour des inhumations précipitées (la crémation ne saurait s'en désintéresser) qui n'existeront plus qu'à l'état de légende.

Pour ne pas me répéter, d'autant plus que le sujet que j'aborde est très vaste, je reviendrai sur les mortuaries l'orsqu'il s'agira de leur réorganisation (V. p. 53).

DES INHUMATIONS PRÉCIPITÉES

Si l'on s'en rapportait à certains auteurs, la proportion des personnes inhumées en état de vie latente ou de mort apparente serait effroyablement grande. Dans certains ouvrages du xviiiᵉ et du xixᵉ siècles, les auteurs-médecins prétendaient n'avoir admis que les cas qui leur paraissaient indéniables. Tous évidemment étaient de bonne foi, mais ils citaient souvent des faits qui étaient loin d'être prouvés, qui ne l'étaient pas du tout, qui étaient rapportés d'après l'affirmation de tel ou tel assistant qualifié « digne de toute confiance », et ils finissaient par s'autosuggestionner et par affirmer ce qu'ils écrivaient.

Il y a eu assurément quelques-uns de ces cas malheureusement réels, surtout en temps d'épidémie, aujourd'hui de moins en moins nombreux, et qui étaient dus à l'ignorance, à l'absence d'un homme compétent pour constater l'état exact du corps; ces faits, étant donné nos connaissances actuelles et la législation des inhumations, ne peuvent plus se reproduire si cette dernière est observée.

CONFÉRENCE DU Pʳ THOINOT

Dans sa conférence du 7 mars dernier (1912) à la Sorbonne sur les inhumations précipitées, M. le Pʳ Thoinot a fait justice de toutes ces légendes et a affirmé que notre législation était suffisante pour n'avoir plus rien à redouter de ces erreurs qui ne pourraient constituer que des fautes impardonnables.

Si les lois et règlements étaient complètement appliqués, oui; mais ils ne le sont pas toujours, ce qu'il est nécessaire de signaler; dans tous les cas, il me paraît facile d'y remédier.

Enfin, surtout en raison des législations étrangères, il est important, il est indispensable que l'on combatte et que l'on détruise le préjugé, l'aversion que nous avons en France contre les autopsies aussi rapprochées que possible du décès, dans l'intérêt de la science, dans l'intérêt de la

médecine et de ceux de la famille qui restent, c'est-
à-dire, des survivants, aversion qui n'existe déjà
plus en Belgique.

L'autopsie peut se faire avec toute la délicatesse
et tout le soin dont sont coutumiers nos médecins.
Qu'on envisage froidement les choses : l'opération
de l'embaumement était autrefois l'opération san-
glante la plus triste qu'on pût imaginer, et pourtant les gens s'y soumettaient sans aucune récri-
mination. — La plupart, il est vrai, n'y avaient
jamais songé. — Aujourd'hui, l'embaumement se
fait très simplement, sans aucune opération san-
glante, par simple injection.

Mais cette opération est-elle comparable comme
utilité à l'autopsie qui, pratiquée avec toutes les
garanties suffisantes, dans le délai le plus court
après le décès, permet au médecin de se rendre
un compte exact de la maladie dont il avait cher-
ché la cause pendant la vie du malade enlevé
souvent à la fleur de l'âge? Ses recherches vont lui
servir pour la conservation de la santé, pour le
traitement de la maladie (souvent héréditaire)
chez les membres vivants de la famille (1).

Chez les vieillards, que de constatations importantes pour le médecin traitant et pour les membres
de la famille !

S'agit-il des hôpitaux, le même soin peut et doit
être apporté. Les parties sont recousues et pour
le parent qui vient reconnaître le décédé, qui vient
lui dire un dernier adieu, rien ne se trouve
changé.

Le médecin a constaté la cause du mal, ce dont
la science fait son profit, à la condition expresse
que l'autopsie ait été faite dans un délai assez
rapproché pour que les altérations qui se produisent sans interruption et, pour certaines parties,
très rapidement, permettent de le faire utilement.

J'estime donc que nous avons des modifica-

____

(1) Peu à peu l'autopsie confirmera les idées admises aujour-
d'hui sur l'origine de beaucoup de maladies reconnues héré-
ditaires, qui parfois ne se transmettent qu'à la deuxième
génération et parfois aussi en ligne presque indirecte.

tions importantes, mais faciles, à apporter dans notre législation, de façon à faire justice de ces préjugés.

Il nous faut des moyens absolument sûrs d'établir la mort réelle, nous les avons ; il est nécessaire que tous les règlements soient observés ; la chose est possible.

Mais qu'entend-on par *mort réelle* et par *mort apparente* ?

DE LA MORT RÉELLE

Le diagnostic de la mort, dit M. Dastre, est un processus ou plutôt un pronostic. La mort n'arrive pas d'un seul coup. C'est un phénomène progressif qui commence en un point de l'organisme et s'étend à l'ensemble. Elle a un commencement et une fin. Elle s'éteint lentement, graduellement, alors même que la mort est subite. Si la vie d'ensemble, la vie somatique, la vie individuelle, disparaît, les organes et les tissus restent vivants et, durant de longues heures, continuent à vivre de leur vie propre. Lorsqu'ils cesseront enfin leurs fonctions et que la vie organique disparaîtra à son tour, la vie persistera encore dans les unités qui composent ces organes et ces tissus, et la vie cellulaire sera la dernière à s'éteindre, ou mieux à se transformer.

Il existe donc, après la mort, une vie intermédiaire, que nous devons étudier si nous voulons bien connaître ce que nous appelons la vie.

Physiologie « post mortem ». — La physiologie cadavérique ou la physiologie *post mortem*, nous fait connaître cet état; elle n'est que la suite naturelle de la physiologie chez le vivant; ces deux physiologies se complètent l'une l'autre.

La physiologie cadavérique nous permet de constater que les organes survivent à l'individu, que les tissus survivent aux organes et les cellules aux tissus. La vie disparaît suivant un ordre inverse à celui qui a présidé à sa manifestation : apparition des cellules, des tissus, des organes, et de l'individu; disparition de l'individu, des organes, des tissus et des cellules.

MORT APPARENTE

Ce qui distingue, dit le Dr Icard, cet état de mort de cet autre état que nous appelons la *mort apparente*, c'est que dans le premier cas, l'état de l'agonisant va en s'accélérant, empirant toujours et arrivant inévitablement à la *mort réelle;* tandis que dans le second cas, l'état du supposé décédé peut rester stationnaire très longtemps et même se terminer par le retour spontané à la vie normale, si toutefois une inhumation précipitée ou une opération fatalement mortelle ne s'oppose pas à cette résurrection.

L'état actuel de la science et notre législation nous permettent, comme il est dit plus haut, d'affirmer « qu'on peut empêcher cette alternative de se produire ».

LIMITES DE LA VIE

Le Dr Icard fixe les limites extrêmes de la vie à l'arrêt complet et prolongé de la circulation du sang et déclare mort tout sujet chez qui on constate le fait. Ce qui veut dire, non pas que le sujet est mort, mais simplement qu'il se trouve dans l'impossibilité de retourner à cet état physiologique qu'on appelle la vie.

La persistance de certains phénomènes vitaux, la continuation des fermentations et l'établissement rapide d'autres fermentations expliquent pourquoi les cadavres ne renferment jamais que de l'hémoglobine réduite (1) et pourquoi ils se refroidissent avec lenteur. C'est que le sang recueilli sur le cadavre est dépourvu d'oxygène. Et pourtant, au moment de la mort, les artères renferment du sang oxygéné. Cette disparition de l'oxygène ne peut s'expliquer que par la persistance des oxydations et des fermentations, en un mot par la continuation de la vie à l'état latent.

C'est ainsi que l'on voit souvent la température, au lieu de s'abaisser après la mort, monter par-

______

(1) Hémoglobine ou plutôt oxyhémoglobine : matière colorante rouge des globules du sang.

fois de 2° 1/2, surtout lorsqu'elle provient d'une maladie infectieuse : variole, rage, choléra.

CONTRACTILITÉ DES MUSCLES

Certains phénomènes vitaux tels que la contractilité des muscles ne s'éteignent pas avec la vie. On note souvent dans les muscles des cadavres certains mouvements spontanés qui ont donné lieu à bien des méprises et ont fait croire à la persistance de la vie dans des cas où la mort était absolument certaine.

C'est dans « la fièvre typhoïde » et surtout dans « le choléra » que l'on observe après la mort des mouvements spontanés dans les muscles, ce qui a donné naissance à de nombreuses histoires de morts enterrés vivants. On affirme qu'il existe quelquefois de grands mouvements généralisés à tous les membres s'accompagnant de roulements des yeux, au point de faire croire à une attaque convulsive (?).

SURVIE MUSCULAIRE

Le minimum de la survie musculaire s'observe dans les affections chroniques, chez les sujets intoxiqués par l'hydrogène sulfuré, par les vapeurs de charbon ou par le gaz ammoniac : ce minimum est de une heure et demie. Le maximum le plus élevé, d'après le Dr Icard, est de vingt-sept heures ; la moyenne est de cinq à six heures.

La contractilité disparaît progressivement de tous les muscles et cesse complètement avec les premières manifestations de la rigidité cadavérique : d'abord, du ventricule gauche, puis des muscles de l'intestin, de l'estomac, de la vessie, et du ventricule droit, et enfin de ceux du tronc, puis de ceux des membres.

Brown-Séquard, en injectant de son propre sang dans la main rigide d'un guillotiné, treize heures après l'exécution, lui a rendu la souplesse et l'excitabilité.

Des contractions des muscles de l'intestin et de la vessie, aidées de la paralysie des sphincters, occasionnent souvent la défécation ou l'expulsion de l'urine. C'est ainsi que l'on explique que des femmes mortes en état de grossesse ont accouché dans le cercueil ; mais ici, il est plus probable que l'expulsion est le fait de la putréfaction.

OSMOSE

L'Osmose persiste, après la mort, dans tous les organes, que ces organes soient séparés du corps ou en fassent encore partie.

Le foie d'un animal mort, placé sur une table, garde sa fonction glycogénique pendant plusieurs heures. On peut ainsi faire revivre la fonction à l'aide de la circulation artificielle ; les organes sont alors maintenus vivants ou recouvrent la vie en apparence éteinte chez eux. Le foie continue ses fonctions d'arrêt et M. Elie de Cyon a demontré que le sang que l'on fait circuler dans son tissu s'enrichit d'urée (1).

D'ailleurs, ainsi que le fait remarquer le D[r] d'Halluin, la méthode de circulation artificielle est applicable à presque tous les organes, et ce fait est une « preuve de l'indépendance de la vie des organes ».

On a même obtenu la reviviscence des centres nerveux (2).

Dans certains cas, le cœur présente encore des contractions nettement évidentes longtemps après la mort. Lorsque les contractions sont arrêtées, le cœur peut se remettre à fonctionner sous l'influence d'une injection de sang défibriné ou oxygéné et même sous l'influence d'une injection de sérum salin de Locke.

Kuliobsko (de Thomsk) fait reparaître les battements douze, vingt-quatre heures, trois jours et

---

(1) C. R. Académ. des Scienc., 1878, t. S. XXXVIII, p. 993.

(2) M. Elie de Cyon. Résurrection de certaines fonctions cérébrales à l'aide d'une circulation artificielle de sang dans les vaisseaux intra-craniens. (C. R. Soc. Biolog., 1900, p. 372.)

cinq jours après la mort dans des cœurs d'animaux à sang chaud tués par saignée. Il a obtenu le même succès sur des cœurs d'animaux morts de maladie ; et même, chez des enfants morts de pneumonie, il a réussi à faire renaître les pulsations cardiaques, au moins dans certaines parties de l'organe, vingt et trente heures après la mort.

On a ainsi ranimé les battements du cœur chez un guillotiné trois quarts d'heure après la décollation, et l'activité du cœur put être entretenue durant vingt-trois minutes. L'expérience fut répétée avec le même succès sur des cœurs de chiens.

ORGANES CÉRÉBRAUX ET CŒUR

De nombreux physiologistes, en poussant une injection de sang défribriné dans la carotide, ont fait apparaître des manifestations vitales nettement évidentes sur des têtes de chiens décapités.

Brown-Sequard expérimentant sur un chien élevé dans son laboratoire constata qu'en « appelant l'animal par son nom », les yeux de cette tête séparée du tronc se tournèrent vers lui comme si « la voix du maître avait été reconnue et entendue ». Laborde obtint sur la tête d'un guillotiné, quarante et cinquante minutes après la décollation, des contractions des muscles de la face.

On est même arrivé à obtenir des résurrections totales, en faisant réapparaître la vie générale chez des animaux que l'on pouvait considérer comme irrémédiablement morts, et ramener la vie, par le « massage direct du cœur » des chiens chez lesquels les battements cardiaques avaient cessé d'être perceptibles au toucher et à la vue depuis un temps variant entre trois et seize minutes. Sur 20 chiens, on a obtenu sur 10 (une fois sur deux) le retour des fonctions du cœur pendant deux, trois, dix et vingt-quatre heures ; *pendant ce temps*, les animaux, véritables ressuscités, devenaient capables d'aller et de venir.

Massage direct du cœur. — Sur 10 chiens considérés comme morts, le Dr M. d'Halluin a obtenu les mêmes effets par le *massage direct du cœur* (1) et 4 vécurent jusqu'au lendemain. — « La survie de vingt-quatre heures démontre la possibilité de la restauration intégrale de toutes les fonctions, grâce au massage du cœur. »

Des tentatives de reviviscence faites à l'aide d'injections de sérum artificiel sur des cœurs d'enfants ont donné, au même auteur, des résultats fort surprenants. — Une heure et demie après la mort, le D^r d'Halluin a pu obtenir des contractions énergiques des oreillettes et des ventricules. — Il constatait encore, vingt-quatre heures après la mort, des contractions rythmiques (faibles, toutefois, mais sensibles à la *cardio-puncture*) (2) des ventricules, et des battements très nettement manifestes des oreillettes, même après un *délai de quarante-deux heures.*

Le professeur Tuffier a présenté « des chiens vivant encore plusieurs mois après leur résurrection », et Pruss rapporte l'observation d'une chienne qui, « un mois après avoir servi à une expérience d'asphyxie suivie de résurrection par massage du cœur, mettait bas des petits parfaitement portants ».

Si je me suis étendu aussi longuement sur ce sujet, c'est pour bien faire comprendre tous les avantages que la physiologie peut retirer des recherches et des expériences faites sur le cadavre peu de temps après la mort, alors que les fonctions

---

(1) Il consiste à ouvrir le thorax, à prendre le cœur entre les mains et à le presser d'une manière rythmée jusqu'à ce qu'il fonctionne et réveille la circulation et la vie dans tout l'organisme.

L'opération se pratique aussi en ouvrant seulement le ventre et en faisant le massage du cœur par-dessous le diaphragme.

« La mort réelle et la mort apparente » par le Dr Ferreres, traduction avec notes du Dr Geniesse.

(2) La *cardio-puncture* consiste à introduire une épingle longue et fine sur le cœur : s'il bat, l'épingle se meut visiblement, mais elle reste immobile si les battements ont cessé. — De même, on voit si le cœur bat, par le moyen d'une incision qui le rend visible.

Il est certain que ces opérations, qui sont plutôt de laboratoire, sont dangereuses et impossibles dans la pratique.

n'ont pas encore cessé tout travail, que les tissus gardent une partie de leurs propriétés et que les cellules ne sont pas encore désorganisées.

Que de faits à étudier si l'on pouvait faire une observation précoce des cadavres ! Que de phénomènes vitaux sur lesquels la mort pourrait nous éclairer si le cadavre pouvait être examiné immédiatement après le décès !

RIGIDITÉ CADAVÉRIQUE

La rigidité cadavérique, signe à peu près constant, qui se manifeste de trois à sept heures après la mort, serait due non à la coagulation du sang et des parties fluides du corps, mais à la coagulation de la « Syntonine ou Myosine ». Cette substance, à réaction alcaline, remplit la fibre musculaire et se coagule sous l'influence de la réaction acide due à l'action de l'acide lactique, réaction qui se produit après la mort, comme à la suite de tout effort violent.

Herzen a retiré du tissu du cadavre l' « acide Sarcolactique » auquel il attribue la contraction musculaire *post mortem*. Et en effet, quelques gouttes de cet acide injectées dans les muscles d'animaux morts, mais non encore en état de rigidité, font apparaître rapidement le phénomène.

Il n'est pas toujours facile de distinguer la rigidité cadavérique de la raideur qui se manifeste dans le tétanos, l'asphyxie, la syncope et les convulsions et qui survient avant la mort.

Une statistique de Niederkorn établit que, dans les deux tiers des cas, la rigidité commence, non de trois à sept, mais de deux à six heures, après ce qu'on appelle la mort ; après vingt-quatre heures elle est généralement complète et disparaît de trente-six à quarante-huit heures après.

PUTRÉFACTION

Quand on dit que la putréfaction est un phénomène tardif, il s'agit de la putréfaction évidente, s'imposant à tous comme signe de mort certain mais, en réalité, la putréfaction est un phénomène cadavérique qui commence immédiatement après la mort. C'est ce qui a fait dire au professeur Arnould (de Lille) : « Tout organisme que la vie abandonne est envahi immédiatement par le phénomène redoutable de la putréfaction. »

Au moment où cesse la vie, le *vibrion septique* qui constitue le principal agent de la putréfaction, tapisse rapidement la muqueuse de l'intestin où il pullule et pénètre dans le canal des glandes, réagit immédiatement sur les cellules mortes par les diastases qu'il sécrète et en entraîne la dissolution. Il pénètre rapidement de la sorte dans les veines, les artères et les vaisseaux lymphatiques de l'abdomen (1).

L'invasion microbienne peut commencer dès l'agonie. Le cœur se trouve rapidement envahi par les germes venant de l'intestin et du poumon, et les bactéries de la putréfaction commencent leur travail dans le cœur où elles émigrent dès les derniers instants de la vie.

La putréfaction apparaît généralement de vingt-quatre à trente-six heures à partir du décès ; elle se produit généralement plus tôt en été.

« Durant les vingt-quatre heures qui séparent le moment de la mort du moment légal de l'autopsie, non seulement les microbes envahissent l'organisme et se trouvent dans tel ou tel autre organe, suivant l'heure de l'examen cadavérique, mais encore ils subissent des modifications spécifiques et individuelles, modifications variant aussi suivant l'heure plus ou moins hâtive ou tardive de l'examen cadavérique. » Cette flore accuse une réduction *quantitative* et *qualitative* attribuable particulièrement aux changements survenus dans les sécrétions gastriques, et tend même à une sorte d'unification qui va toujours en s'accentuant à mesure que s'éloigne le moment de la mort.

L'envahissement rapide de tout le cadavre par

______

(1) Bordas. Putréfaction. Paris, 1892.

les microorganismes et la prompte multiplication
de ces derniers expliquent ces fermentations puis-
santes et ces productions de gaz telles que la ten-
sion peut atteindre une atmosphère et demie dès les
premières vingt-quatre heures. Les veines ménin-
gées et les grosses veines des membres sont alors
souvent entrecoupées de gaz cadavériques.

Le cadavre, en apparence inanimé, est agité
d'un mouvement incessant, seul reconnaissable
au microscope; alors qu'il semble appartenir à la
mort, il est le foyer d'une pullulation étonnam-
ment féconde, le réceptacle d'une vie intense pro-
digieusement active, dont les métamorphoses sont
trop hâtives et trop nombreuses pour être toutes
saisies.

Une nouvelle direction est donnée à l'évolution
vitale, un nouveau groupement de vies cellulaires,
de vies atomiques, distingue seul « la vie cadavérique » que nous appelons « la mort », de la
vie individuelle ou *vie somatique* que nous appelons
la vie.

Après la mort, l'harmonie disparaît, l'anarchie
règne dans les groupements cellulaires. Chaque
cellule travaille pour son propre compte ; bientôt
tout lien disparaît, la désagrégation arrive, les
forces se dispersent et rentrent dans le « Grand
Tout » pour en ressortir sous une autre forme.

La marche de la température cadavérique
démontre bien l'existence de ce travail de fermentation qui apparaît, ou mieux, qui se continue
alors que semblent cesser toutes les autres manifestations de la vie.

Cette fermentation lutte contre le refroidissement cadavérique et explique la lenteur avec
laquelle les corps que la vie abandonne se mettent
en équilibre avec la température environnante.

AUTOPSIE LÉGALE TROP TARDIVE

De l'enchaînement de ces faits, il résulte que
l'obligation d'attendre l'heure légale de l'autopsie,
oblige à borner les recherches au cœur et au foie
que l'on peut facilement atteindre et de renoncer

à toutes les recherches dans la rate, les reins, les poumons, le cerveau, le tube digestif et autres organes trop profondément cachés et qu'on ne peut atteindre que par une autopsie trop tardive.

ANATOMIE MORPHOLOGIQUE
ANATOMIE CHIMIQUE — PTOMAÏNES

Je ne ferai que signaler les changements histologiques qui se produisent dans les tissus musculaires depuis le moment de la mort jusqu'au moment légal de l'autopsie, les altérations rapides des muscles et des cellules ; mais c'est surtout le système nerveux (1) qui offre la plus grande vulnérabilité.

Anatomie chimique. — A côté de l'anatomie morphologique, il en existe une autre : l' « Anatomie chimique » (2), qui peut nous renseigner : 1o sur l'existence du tissu altéré ; 2o sur la nature des processus morbides ; 3° sur les troubles secondaires, sur la pathogénie de certains groupes morbides.

A l'état normal, chaque élément crée un milieu impropre à sa vitalité ; le courant sanguin et les organes éliminatoires le débarrassent des corps nuisibles.

-----

(1) A une époque où tous les savants s'adonnent à l'étude des parasites pathogènes et des maladies nerveuses, il est impossible, dans la généralité des cas, d'arriver sur ces deux questions à des résultats satisfaisants par suite du ramollissement cadavérique du système nerveux central et surtout de la moelle, et par le fait de l'envahissement des tissus, dans un grand nombre de cas, par les microbes de la putréfaction.

(2) Le phénomène chimique commence immédiatement après le décès pour se confondre ensuite avec la putréfaction qu'il précède et qu'il accompagne. On le constate facilement au moyen de petits morceaux de papier de tournesol qui rougissent au contact de l'acide, et de plus en plus, selon l'éloignement de l'époque de la mort.

Sept ou huit heures après, la réaction est très apparente et le maximum apparaît au bout de vingt-quatre à trente-six heures. Alors les papiers reviennent au bleu puis verdissent, parce que les produits ammoniacaux de la putréfaction commencent à apparaître, ce qui indique la deuxième phase de la décomposition putride.

Dans les foyers morbides, il y a exagération de l'état physiologique et on y trouve des « Ptomaïnes » ou agents toxiques à réaction semblable à celle que donnent les alcaloïdes ; ces ptomaïnes se trouvent en plus grande quantité dans le foie, dans le sang et dans les urines.

Or, la flore microbienne cadavérique qui est si abondante, donne lieu à des échanges moléculaires incessants et à la formation de ptomaïnes.

Ptomaïnes. — Ces ptomaïnes sont très difficiles à classer ; il faut pourtant savoir les distinguer de celles produites pendant la vie, résultant de la maladie et non de l'état cadavérique.

Plus on attendra, plus l'examen sera tardif, plus nombreuses et plus complexes seront les ptomaïnes trouvées dans le cadavre, et plus ardu deviendra le problème.

Tout cet ensemble démontre irréfutablement la *nécessité absolue de pratiquer les autopsies le plus tôt possible.* La cellule doit être étudiée vivante, avant qu'elle n'ait subi aucune modification cadavérique, si nous voulons être pleinement renseignés sur son anatomie et sur toutes ses fonctions.

Les rapides altérations cadavériques sont aussi gênantes pour les exercices de médecine opératoire. La thérapeutique elle-même est intéressée à ce qu'on puisse disposer de cadavres frais. « Un jour viendra, dit le Pr Delbet, où, dans les services de chirurgie, il y aura, à côté de la vitrine aux instruments, une armoire, une glacière, sans doute, où seront conservées les *pièces de rechange :* artères, veines, viscères, articulations, bras, jambes, membres entiers, empruntés à des cadavres frais et où les chirurgiens de l'avenir puiseront pour le plus grand bien des malades ! »

Cette thérapeutique ne nous est-elle pas suggérée, « bien que pour un avenir lointain » par les transplantations d'organes par les Allemands, les Américains, par celle de Frouin (de Paris) et surtout par celles de Carrel, et ne nous autorise-t-elle pas à dire que la thérapeutique par les *cadavres frais* n'est pas sans fondement et qu'elle pourrait bien, un jour, être de pratique courante dans les hôpitaux?

En dernier lieu, qu'il me soit permis de signaler le danger qui existe pour l'anatomiste à s'attarder de longues heures, courbé sur un cadavre en putréfaction.

Il me paraît inutile d'insister davantage; j'ajouterai seulement que tous les médecins réclament l'autopsie hâtive. Le délai de vingt-quatre heures, étant donné les progrès réalisés, n'est plus de notre temps; il doit être abrégé, parce que, ainsi que je vais le prouver, la chose est absolument possible.

FORMALITÉS ADMINISTRATIVES

La loi, en France, fixe à vingt-quatre heures après la déclaration à la mairie l'autorisation de l'inhumation, et le passage de l'officier de l'état-civil, à six heures après cette déclaration (1); ce dernier doit être docteur en médecine et assermenté, et non simple officier de santé. Le corps du décédé doit toujours être examiné d'une manière attentive et complète et aucun certificat ne doit être délivré par le médecin vérificateur avant qu'il ait constaté la rigidité cadavérique et la putréfaction.

Le médecin vérificateur doit être contrôlé par un médecin inspecteur, afin de rendre plus efficace encore la vérification du décès.

Par arrêté du Préfet de la Seine, du 15 avril 1839, il a été créé un comité d'inspection de la vérification des décès. Ce comité est choisi parmi les médecins les plus réputés et les plus compétents.

Jusqu'à l'expiration complète du délai légal, il est défendu de procéder à l'ensevelissement et à la mise en bière, de procéder à l'« autopsie » et à toute opération susceptible de transformer la mort apparente en mort réelle. Jusque-là, le défunt doit être simplement supposé décédé; il doit être considéré comme malade et traité comme tel.

____

(1) En réalité, le délai légal à garder avant l'inhumation n'est pas de vingt-quatre heures, mais bien de trente heures au moins (arrêté du 4 Vendémiaire an IX, 13 octobre 1800).

Les pouvoirs publics, pour rendre encore moins fréquent le danger de la mort apparente, ont voulu que les familles fussent instruites des soins dont elles doivent entourer le corps de toute personne décédée jusqu'à l'expiration complète du délai légal (1).

Ce délai légal peut être abrégé dans certains cas (épidémies, décès par maladies contagieuses), mais à condition que le décès ait été constaté avec le plus grand soin et qu'il ait été prouvé que la mort est bien réelle.

CONSTATATION DES DÉCÈS DANS LES HOPITAUX

En ce qui concerne les hôpitaux, il est de règle, en France, que le décès doit être constaté par le chef de service, mais en somme, il l'est par l'interne (du moins dans les grandes villes) ; celui-ci, du reste, a toute la compétence pour la chose, mais sous la responsabilité du chef de service, ce qui est parfaitement suffisant. L'autopsie au bout de douze heures dans un service de varioleux a bien été reconnue indispensable, mais elle n'a été donnée qu'au chef de service et sous la garantie de la certitude de la mort constatée par lui-même.

DES AUTOPSIES DANS LES HOPITAUX

Il ne faut pas oublier que l'instruction du stagiaire, que l'éducation du médecin se font à la salle de l'hôpital ou dans la chambre du malade, mais qu'elles se continuent et se perfectionnent à la salle d'autopsies. C'est à l'amphithéâtre que le médecin arrache au malade, après son trépas, les secrets qu'il n'a pu lui livrer pendant la vie.

En faisant l'autopsie au moment de la mort, disait Claude Bernard, on doit toujours rencontrer des éléments organiques qui ont perdu leurs propriétés physiologiques ; vingt-quatre heures après,

------

(1) On s'en rapporte à ce sujet, et avec raison, à l'avis du médecin vérificateur.

on ne trouve rien et l'on croit que la cause de la mort est insaisissable.

Bourneville et Bricon demandaient, de leur côté, que l'autopsie fût pratiquée à un moment aussi rapproché que possible du décès, avant que les altérations cadavériques en vinssent masquer ou dénaturer les lésions produites du vivant du sujet.

Strauss, Roux, Nocard et Thuillier envoyés en Egypte pour étudier le choléra, n'auraient pu remplir leur mission, sans une autopsie précoce qu'ils ont pu faire parce que la loi n'imposait aucun délai pour l'ouverture des corps, ce qui n'aurait pu être réalisé en Europe.

AVERSION CONTRE LES AUTOPSIES

On ne saurait trop réagir contre l'aversion manifestée jusqu'à ce jour contre l'autopsie, au point d'empêcher beaucoup de malades d'entrer à l'hôpital. Certains hospitalisés se sentant irrémédiablement perdus, demandent à retourner dans leur famille pour échapper à l'autopsie, de même qu'on a vu des mères dont les enfants étaient soignés à l'hôpital, les reprendre au moment de leur agonie pour « préserver leur corps de la profanation de l'amphithéâtre », sans vouloir se rendre compte des douleurs qu'elles leur imposaient ainsi à la dernière extrémité. Le préjugé est du reste partagé par des hommes intelligents, ce qui porte un préjudice très grand à la science.

Il ne suffit pas que les autopsies soient hâtives, il faut qu'elles soient très nombreuses.

L'Administration de l'Assistance publique (1) veut que l'on entoure les corps des décédés de tous les soins et de tous les respects ; que pour les corps réclamés par les familles, les différentes

____

(1) Le pauvre à l'hôpital n'est-il pas un peu chez lui ? Les soins qu'on lui donne ne sont assurément point gratuits, puisqu'il n'acquiert le droit d'asile à l'hôpital que par l'entier abandon qu'il est obligé de faire de sa personne à la science, avant et après sa mort ?

parties incisées pour l'autopsie soient réunies et cousues comme il est dit à la page 12, sous la surveillance et la responsabilité de l'interne, de manière à rendre au corps les formes qu'il présentait avant.

C'est au chef de service à s'attacher par sa grande aménité, par son aimable urbanité, les malades de son service et à abandonner les airs de rudesse affichés autrefois par les maîtres qui voulaient ainsi masquer leurs impressions, mais dont les jeunes malades, surtout, étaient effrayés.

On ne saurait trop approuver les chefs de service qui défendent aux étrangers au service de vérifier sur le moribond déjà épuisé, ce qui vient d'être expliqué, surtout quand il s'agit d'enfants.

DE L'ENTOURAGE DU DÉCÉDÉ, DANS LA FAMILLE ÉDUCATION NÉCESSAIRE

Dans la famille, l'entourage du malade qui vient de trépasser a besoin d'être éduqué; tout ce qu'on fait actuellement encore est contre la mort apparente et la nécessité des autopsies dans l'intérêt de ceux qui restent est non seulement ignorée, mais encore franchement incomprise, par suite des préjugés qu'il importe de détruire.

En cas de décès, on ne saurait trop blâmer le procédé de certaines personnes qui arrachent du lit ou de la chambre mortuaires le parent ou l'ami le plus cher, à moins que celui-ci ne se livre à des actes de désespoir ou que la vue du défunt n'apparaisse clairement comme ayant une trop forte répercussion sur son état général.

Si la maladie est de nature à donner à croire à une mort apparente, on doit faire appeler le médecin. Dans le cas contraire, celui-ci a dû donner son appréciation lors de sa dernière visite. Il est entré dans les mœurs de procéder immédiatement à la toilette du mort dans la crainte de la rigidité cadavérique qui, exceptionnellement, peut se produire au bout d'une heure (1); il faut soutenir la tête

____

(1) Voir page 19.

avec précaution et la maintenir un peu élevée, employer de l'eau un peu chaude et des linges réchauffés, passer des vêtements un peu larges et de saison, ne pas attacher les mains, ne pas fermer la bouche (ou très incomplètement), ni le nez, ni les oreilles, et la température ambiante doit être celle qui existait dans la pièce. On doit mettre des boules d'eau chaude aux extrémités, appliquer des sinapismes qu'on change de place, humecter fréquemment les lèvres de quelque liqueur stimulante. On peut encore approcher de la bouche une chandelle allumée et observer si la flamme en reste bien immobile ou non.

Si l'on ne peut conserver aucun doute, dès la visite du médecin vérificateur, celui-ci établit le bulletin de décès et donne ses instructions.

DE LA MORT RÉELLE

On peut affirmer qu'en rendant obligatoires et effectifs, c'est-à-dire susceptibles d'une certaine pénalité en cas de non-observation, les règlements officiels auxquels on apporterait une légère modification qui ne serait adoptée que sur l'avis de la commission compétente, il est possible d'empêcher toute inhumation, crémation, autopsie, etc., qui ne présenterait pas la certitude absolue de la mort réelle.

Il est donc indispensable que la vulgarisation en soit faite le plus possible auprès de toutes les classes de la Société. Il faut qu'il soit bien établi que si, autrefois, par suite de non-vérification, d'ignorance ou de connaissances incomplètes, il a été procédé à des inhumations précipitées, les connaissances et les règlements sont tels, aujourd'hui, que l'éventualité n'en est plus possible.

DES SIGNES DE LA MORT RÉELLE
Apparition de la tache verte abdominale.

Le stigmate de la mort réelle marqué par la « tache verte abdominale » est un phénomène constant chez tous les animaux à sang chaud ou à sang froid, dans tous les cas de mort naturelle ou accidentelle. Il doit être constaté par le médecin.

D'après les Drs E. Martin et Lafforgue, cette tache serait due non pas à la putréfaction, mais à un acte fermentatif. La compression excentrique exercée sur les intestins distendus déterminerait la transudation de l'hémoglobine dans les tissus et serait suivie de phénomènes d'oxydation se produisant *in situ*, et comparables à ce qui se passe au niveau des ecchymoses.

Malheureusement, ce signe se manifeste trop tard, en ville, en raison des délais légaux pour la vérification, à l'hôpital, pour des raisons d'hygiène, d'ordre économique et scientifique.

Rarement avant le quatrième jour, ce signe va de quelques heures à dix-huit ou vingt jours (coloration verte, verdâtre, vert-bleuâtre du ventre). On voit apparaître une tache verte dans l'hypocondre droit; cette tache s'étend ensuite à tout le ventre et gagne la poitrine (1).

Toutefois, d'après le Dr Icard, chez les noyés dont la tête est restée plus bas que le corps, chez les sujets qui ont succombé à une forte congestion céphalique, les premiers changements de coloration des téguments se présentent sur la face et non sur l'abdomen. La même remarque s'applique aux nouveau-nés dont le tube digestif ne contient pas de matières fécales.

Sur les cadavres congelés, la teinte abdominale qui, après le dégel, annonce la putréfaction, est rouge brique ou cuivre salé.

Un médecin distingue facilement cette tache des autres colorations artificielles.

PHLYCTÈNE GAZEUSE

Sur une personne vivante, une brûlure au deuxième degré causée par la flamme d'une chandelle, par de l'eau bouillante, etc., produit une

---

(1) On en hâte l'apparition en portant la température de la chambre à un minimum de 18° à 20° et en appliquant sur le ventre une compresse légèrement imprégnée d'eau à la température ambiante. On supprime température et compresse dès qu'il n'en est plus nécessaire.

ampoule ou *phlyctène* remplie de sérosité, ainsi qu'un liséré rouge autour de la partie brûlée. On a prétendu que si, au contraire, la personne est morte, la phlyctène est sèche, remplie d'une substance gazeuse et qu'elle éclate.

Les phlyctènes humides se développent d'une manière incertaine sur le vivant; elles manquent quelquefois, alors que la mort n'est qu'apparente, tandis qu'elles peuvent se produire sur un cadavre, surtout chez ceux des vieillards ou des sujets amaigris, épuisés par une longue maladie chronique. *Ce procédé est donc inconstant et ne peut être recommandé.*

TRACTIONS RYTHMÉES DE LA LANGUE

Les tractions rythmées de la langue préconisées par le Dr Laborde (1) constituent un moyen puissant pour ranimer les personnes qui sont en état de mort apparente, mais leur insuccès, *comme signe certain de mort*, doit les faire rejeter. On ne pourrait conclure, en toute assurance, être certain de la mort, même au bout de vingt-quatre heures (ce qui n'est guère praticable).

Pendant les tractions, dit Laborde, il importe de sentir que l'on tire bien sur la *racine* de la langue qui s'y prête par son élasticité et sa passivité, surtout dans le cas de mort apparente.

Lorsqu'on commence à sentir une certaine résistance, c'est que la fonction respiratoire se rétablit

---

(1) Elles sont employées depuis des temps immémoriaux par les villageois de certaines provinces russes et ont été mises en honneur par le Dr Laborde.

Pour les pratiquer dans leur forme la plus simple, il suffit d'ouvrir la bouche du sujet en séparant les mâchoires à l'aide d'un manche de cuiller, d'une baguette, etc. On saisit le corps de la langue (tiers antérieur) avec le pouce et l'index recouverts d'un linge pour que la langue ne glisse pas et l'on pratique des tractions rythmées et successives en tirant fortement la langue en avant et en la relâchant ensuite quinze à vingt fois par minute, imitant en quelque sorte les mouvements respiratoires. Il existe des pinces fabriquées pour cet usage.

Il y a même un appareil pour pratiquer automatiquement ces tractions qu'on peut alors continuer régulièrement pendant des heures entières.

et que la vie revient. Il se fait alors, habituelle-
ment, un ou plusieurs mouvements de déglutition,
bientôt suivis d'une inspiration bruyante qu'on
appelle le « hoquet inspirateur », premier signe de
la « Reviviscence ».

Le Dr Icard regarde les tractions rythmées de la
langue comme le moyen le plus actif pour réveiller
le réflexe respiratoire, bien qu'elles ne réussissent
pas toujours.

Les insuccès constatés démontrent qu'il ne faut
jamais être absolu et que tel procédé qui convient
dans une circonstance ne convient pas dans une
autre.

D'après le rapport du Dr Hachet, le Dr Knapp
qui, dix fois sur onze, a réussi en appliquant la
méthode et les appareils de Laborde, affirmait que
la méthode des tractions rythmées offre le grand
avantage de pouvoir être appliquée aux enfants,
alors que ceux-ci sont placés dans un bain chaud,
évitant ainsi tout refroidissement.

PROCÉDÉ DU Dr PANIERCK

Le Dr Panierck de Prague (1) a trouvé un autre
procédé plus simple et plus facile à appliquer que
celui du Dr Laborde. Il consiste à empoigner le nez
du mort en apparence avec toute la main, directement ou à travers une compresse mouillée d'eau
et de vinaigre, et à le tirer énergiquement tantôt
en haut, tantôt en bas, en suivant le rythme de sa
propre respiration. Il se produit ainsi une sorte
d'excitation locale qui se réfléchit dans les centres
respiratoires, en les faisant fonctionner dans l'intervalle d'une ou deux minutes.

Ces tractions sont contre-indiquées dans les cas
de plaies nasales, de blessures au crâne ou de
coma diabétique.

---

(1) D'après la *Tribuna illustrata* de Rome (Drs Ferreresse et
Geniesse).

RÉACTION SULFHYDRIQUE DU Dr ICARD

Par sa simplicité, ce procédé doit être employé dans la famille, à la ville et particulièrement à la campagne, car il ne nécessite aucune connaissance technique. A l'hôpital, surtout dans les grandes villes, il n'est pas suffisamment rapide; le médecin lui préfère le procédé à la *fluorescéine*. Etant une conséquence de la putréfaction, il ne peut, dans aucun cas, faire défaut. On peut affirmer, dit le Dr Icard, que par une température ambiante moyenne de 15° à 20°, la réaction sulfhydrique se manifestera dès la fin du premier jour ou au commencement du deuxième jour. Le facteur le plus important de la putréfaction est, comme on le sait, la température. La réaction sera d'autant plus rapide que le cadavre se refroidira plus lentement et que la température ambiante sera plus élevée; « une température froide retarderait trop longtemps l'apparition du signe, une température glaciale s'y opposerait indéfiniment ». En été, il ne sera pas nécessaire de se préoccuper de la température de la chambre du défunt; mais en hiver, sous nos climats, il sera indispensable de la porter à 18° ou à 20° (1). Les nombreux médecins qui ont expérimenté le procédé du Dr Icard, l'ont tous loué sans aucune restriction.

Ce procédé consiste à tremper dans une solution d'acétate de plomb généralement au 1/4 — on peut la prendre plus étendue, au 1/10 par exemple — du papier à écrire ordinaire et à le faire sécher. On peut encore tracer sur du papier, avec cette solution, des caractères quelconques *qui sont invisibles*. On en introduit dans une des fosses nasales ou entre les lèvres, un petit morceau; sous l'action du gaz sulfuré, le papier dans le premier cas, les caractères dans le deuxième, noirciront et

---

(1) Les gaz sulfurés se forment plus spécialement dans les poumons, à la température indiquée. Il s'en forme également et normalement dans l'estomac et dans l'intestin, ainsi que l'a démontré le Dr Mce d'Halluin : mais ici, cette production, étant donnée la température élevée, vient s'ajouter à celle produite d'autre part et en renforcer les indications.

fourniront ainsi aux moins instruits, et *automatiquement*, la preuve de la réalité de la mort.

Le Pr E. Stockis, de la Faculté de Liége,
écrivait en 1908 : « Nous possédons actuellement un
signe de mort donnant une certitude absolue qui
est basé sur la putréfaction gazeuse des voies respiratoires. La *réaction sulfhydrique* fournit ce que son
auteur appelle le *signe vulgaire* de la mort, par
opposition au *signe médical*, aussi certain, mais
plus rapide, de la fluorescéine. »

FORCIPRESSURE DU Dr ICARD — PARCHEMINEMENT

Il n'y a pas de persistance de la vie sans persistance de la circulation du sang; il ne peut donc
y avoir de retour à la vie sans retour de la circulation. Tout le monde est d'accord sur ce point.

L'oreille d'un lapin vivant, vue par transparence,
a une teinte rouge rosé parsemée de petits vaisseaux se bifurquant et s'anastomosant entre eux.
Si l'on applique sur cette oreille une pince hémosta-
tique à forcipressure, de quatre à six minutes,
l'endroit occupé par les mors de la pince, vu par
transparence, est blanc ou à peine rosé, ce qui est
dû à ce que tout le sang a été chassé de cette
partie par la pression de la pince ; mais au bout
de quelques minutes, le courant sanguin, poussé
par la *vis à tergo*, bien que très lentement, marche
toujours, la circulation se rétablit dans les petits
vaisseaux comme dans les gros, et l'oreille reprend sa coloration naturelle. Sur l'oreille du
lapin mort, le sang se trouve chassé aussi, mais le
vide est permanent et l'espace blanc qui l'indique
persiste indéfiniment. Si l'on opère sur un animal
vivant et si l'on enlève la pince, on voit la coloration revenir peu à peu.

Si l'on sacrifie alors brusquement l'animal,
l'arrêt de la coloration indiquant le rétablissement
de la circulation est immédiat et, quelque temps
qu'on attende, la teinte rose n'ira plus en s'accentuant.

Sur des parties molles (lèvres, langue, etc.), les
phénomènes sont identiques ; mais pour les

accentuer encore, le Dr Icard a pourvu sa pince, très solide, d'une pointe fixée sur un mors et dont l'extrémité libre est reçue dans un trou ménagé dans l'épaisseur de l'autre mors. Les crans d'arrêt sont au nombre de trois.

Appliquée sur l'oreille d'un lapin vivant, de quatre à six minutes, la cloison (ou diaphragme) décolorée apparaît avec un trou au milieu qui est très net si on l'examine par transparence, mais la coloration revient et, au bout de vingt-cinq à trente minutes, le trou disparaît ; de quatre à six heures après, il n'existe plus de trace de déformation, alors que sur le cadavre, tout persiste, et la compression détermine rapidement le *parcheminement* des parties comprimées.

Le parcheminement est un signe de mort des plus importants, et la persistance du trou laissé par la pointe doit être considérée comme un signe de mort certain, ce que l'on constate avec la plus grande facilité au moyen d'une allumette ou d'une bougie qu'on place en dessous. L'expérience a été répétée sur de nombreux cadavres.

Chez les enfants nés en état de mort apparente qui sont traités par les tractions rythmées de la langue, les empreintes disparaissent rapidement et ne laissent aucune trace lorsque l'enfant revient à la vie, tandis qu'elles persistent indéfiniment lorsque la mort est bien réelle. Même constatation chez les adultes dont on tire la langue avec une pince pour parer à certains symptômes de suffocation pendant la chloroformisation.

Dans la pratique, on opère de préférence sur la lèvre supérieure et la compression se fait lentement et graduellement. On arrête la pince, d'abord au premier cran, puis au deuxième à la fin de la deuxième minute, et au troisième, à la fin de la quatrième minute. La preuve de la mort réelle sera acquise si, sept à huit heures après, au maximum, l'aspect n'a pas varié. Ce sera surtout la persistance ou la disparition du trou du diaphragme qui entraînera la conviction.

La possibilité d'une vive douleur doit occasionner

une très forte excitation susceptible de provoquer le réveil du pseudo-mort.

Bien que donnant des résultats assez rapides, le Dr Icard trouve la durée de la « Forcipressure » encore trop longue pour les grands hôpitaux et donne la préférence au procédé à la «Fluorescéine».

PROCÉDÉ A LA FLUORESCÉINE DU Dr ICARD

La persistance de la circulation entraîne la persistance de l'absorption, et la circulation est synonyme de vie. Aucune substance ne peut être absorbée, c'est-à-dire arriver au contact de tous les tissus et les pénétrer, sans l'intervention du sang, « ce milieu intérieur, selon l'expression de Claude Bernard, qui porte dans toutes les profondeurs de l'organisme les principes de vie dont il est chargé ». Jamais un cadavre n'absorbera rien, parce que toute substance employée restera sur place n'ayant plus son véhicule ordinaire qui est le sang.

Les méthodes les plus sûres sont la méthode intraveineuse et la méthode intramusculaire. La substance employée est la *Fluorescéine* ou *phtaléine de la résorcine*, qui, en solution alcaline très concentrée, est rouge brique; la solution diluée a une magnifique fluorescence verte. On doit employer le produit pur, de Merck ou de Haën, de préférence. La coloration verte se produit encore dans une solution au 45 millionnième, soit à un milligramme pour 45 litres d'eau.

Lorsque, par injection hypodermique, on fait absorber de la fluorescéine à un animal quelconque, la peau et les muqueuses deviennent jaunes ; le sujet paraît avoir une *jaunisse intense* alors que l'œil présente une étrange *coloration verte*; on dirait une superbe émeraude enchassée dans l'orbite.

La fluorescéine pure est d'une innocuité parfaite chez les nouveau-nés comme chez les vieillards; elle s'élimine rapidement par les urines qui se colorent en vert; — au bout de vingt-quatre heures, les yeux ont perdu leur coloration verte; au bout de quarante-huit heures, les téguments ne sont plus jaunes. — La solution alcaline de fluorescéine se conserve indéfiniment sans la moindre altération. L'absorption qui se produit dans l'intervalle de vingt à trente minutes par la voie *intramusculaire* (1), est presque instantanée par la voie *intraveineuse* où 1 centigramme par kilo du poids du sujet suffit, alors que par la voie intramusculaire, il en faut 8. L'injection intraveineuse se fait dans une veine du membre supérieur ou du membre inférieur. Il y a avantage à la faire dans le membre inférieur pour éviter la coloration par reflux veineux qui se produit quand les oreillettes seules sont en activité.

D'après le Dr Icard qui fixe à *vingt-cinq minutes*, *comme maximum*, l'arrêt du cœur, on peut contrôler par un deuxième examen, quelques heures plus tard. La formule est la suivante :

« Eau distillée, 28 centimètres cubes, ammoniaque liquide à 28°, 14 centimètres cubes, fluorescéine, 17 grammes ; 3 centimètres cubes de cette solution contiennent 1 gramme de fluorescéine. »

Pour un adulte de poids moyen, la dose à injecter sera donc de 2 à 3 centimètres cubes par la voie intraveineuse et de 14 à 15 centimètres cubes par la voie intramusculaire. S'il n'y a rien deux heures après l'injection intraveineuse, il y a bien mort réelle. Le retour spontané du cœur à la vie n'est plus possible et le massage du cœur, même pratiqué au bout de cet intervalle, ne donne plus rien (2) ; *l'autopsie peut être pratiquée sans crainte.*

La solution est légèrement caustique, l'ammoniaque étant à l'état de combinaison, d'où l'excitation produite par l'injection qui pourrait, en cas de mort apparente, provoquer la manifestation de signes non équivoques de la vie. L'expérience démontre bien qu'à ces doses, il y a innocuité absolue.

L'injection intramusculaire doit être faite avec

---

(1) La voie hypodermique est moins rapide.

(2) Dans une note à la Société de Biologie (4 novembre 1905, p. 370), nous avons montré, dit le D^r d'Halluin (*Journal des sciences médicales de Lille*, 9 décembre 1905), la nécessité de séparer de la *mort absolue* (impossibilité de la vie), la *mort relative*, période plus ou moins prolongée — une heure parfois après l'arrêt du cœur — et durant laquelle le retour à la vie

une seringue à sérum dans la clientèle et dans les cas où il ne serait pas commode d'avoir recours à l'injection intraveineuse; sur les champs de bataille, par exemple, le Dr Icard préconise des tubes auto-injectables en étain, tubes qu'on viderait par écrasement.

Il est aujourd'hui démontré que la *suspension de toute circulation chez les animaux hivernants*, chez les *Fakirs, etc., de même que de toute respiration* chez les *batraciens, est absolument impossible* et que les faits constatés qu'on considérait comme probants, tiennent à l'insuffisance des moyens de vérification.

SIGNE DU Dr DELAGRÉE (ACIDITÉ DES TISSUS ET DE LEURS SÉROSITÉS)

Le Dr Delagrée a constaté qu'aussitôt la vie éteinte, la sérosité qui remplit les aréoles du tissu cellulaire et les pores ou interstices des cadavres subit une fermentation plus ou moins rapide dont le résultat ultime est la formation d'acide acétique. Ce phénomène chimique commence aussitôt après le décès pour se confondre ensuite avec la putréfaction qu'il précède et qu'il accompagne. Facilement reconnaissable à l'aide de petits papiers de tournesol, ceux-ci rougissent de plus en plus, selon l'éloignement de la mort. La coloration, très apparente au bout de six à huit heures, n'atteint son maximum qu'au bout de vingt-quatre à trente-six heures, pour revenir au bleu et passer au vert dès que les produits de la putréfaction commencent à paraître, ce qui indique la seconde phase de la décomposition putride (1).

---

peut être encore obtenu par le massage du cœur. Le résultat négatif de l'épreuve de la fluorescéine est un signe rationnel de mort relative, mais non de mort absolue. Or, pratiquement celle-ci est le plus souvent l'aboutisant fatal de la mort relative. Le résultat négatif de l'épreuve par la fluorescéine semble donc pratiquement un bon signe de la mort, ou plus exactement, si l'on veut, un excellent moyen d'apprécier l'arrêt de la circulation.

(1) Delagrée. Recueil des mémoires de médecine, de chirurgie et de pharmacie militaires, 1870, tome XXIV, p. 343.

La même constatation a été faite par Tourdes et Hepp sur le tissu musculaire qui, quelques heures après la mort, présente le plus souvent une réaction nettement acide reconnaissable aussi à l'aide du papier de tournesol (Voir aussi R. Magnanimi).

Plus récemment, MM. Ambart et Brissemoret ont montré la rapidité avec laquelle certains viscères et plus spécialement le foie et la rate, deviennent acides (1).

Ce signe est employé avec la plus grande sécurité par des médecins des hôpitaux. « Une simple seringue de Pravaz avec une aiguille à sérum permet de constater instantanément l'acidité, au moyen du papier de tournesol »; *mais on n'opère que six heures après la mort.*

Enfin, l'examen cryoscopique du sang peut servir à déterminer la date de la mort, « tellement les résultats obtenus varient avec le moment de l'examen » (2).

SIGNE DU Dr Mce D'HALLUIN
(Instillation d'une ou de deux gouttes d'éther dans l'œil)

Ce signe offre, lui aussi, un moyen très rapide de la constatation ou diagnostic de l'arrêt de la circulation ; il ne faut pas oublier, toutefois, que dans les cas de mort apparente, cette circulation du sang peut être suspendue au moment de l'instillation de l'éther dans l'œil, d'où réaction négative de toute vie réelle. Il semble donc qu'une deuxième instillation, au bout de quelque temps, soit nécessaire et doive être suivie de l'injection de fluorescéine. On instille une ou deux gouttes d'éther dans l'œil. L'éther produit une rubéfaction transitoire grâce à la volatilité du produit, et cette rubéfaction se renouvelle à chaque instillation.

----

(1) Voir C. R. Soc. Biolog. 1904, p. 456.

(2) SIGNE DU Dr BOINET, de Marseille.

(Communication du 5 août 1912 au Congrès de Nîmes pour l'avancement des Sciences.)

« LES ABEILLES, par leurs piqûres, donnent une réaction caractéristique sur les vivants, *alors qu'elles se refusent à piquer un cadavre.* »

L'éther a, sur la *dionine* (au 1/20) primitivement employée, un avantage considérable : celui de pouvoir provoquer le retour de la respiration si le cœur n'est pas encore arrêté. Il est extrêmement douloureux, mais il est facile, rapide et suffisamment exact pour constater dans les cas urgents, la persistance ou l'arrêt des battements cardiaques imperceptibles à l'oreille ou à la palpation (1).

Il ne faut pas relever la tête du patient, mais la laisser en position horizontale, ni faire aucune manœuvre de respiration artificielle qui, en agissant indirectement sur le cœur, pourrait déterminer une circulation artificielle ayant de la tendance à faire croire à une circulation spontanée.

MORT APPARENTE

La mort apparente est très fréquente chez les cholériques où elle est considérée comme une période ou un état de la maladie, et elle peut durer même trente heures. Il est donc indispensable de constater les signes de la mort réelle. Elle est plus générale chez les pendus, les noyés, les électrocutés (foudre ou électricité), ou dans l'apoplexie, l'épilepsie, l'hémorragie, la syncope, l'asphyxie, la léthargie, l'empoisonnement, la peste, etc.

Quant aux personnes frappées par des accidents subits, on les a vues si souvent revivre et recouvrer la santé après avoir manifesté pendant de longues heures tous les signes de la mort, que relativement à elles, il n'est admis, et avec raison, d'autre signe certain de la mort que la putréfaction. *Aujourd'hui les signes indiqués plus haut sont absolument concluants* (2).

---

(1) M. d'Halluin. — C. R. Soc. Biolog., 1906. Contribution à l'étude des signes de la mort — Rubéfaction provoquée du globe oculaire appliquée au diagnostic de la persistance de la circulation, dans le cas d'absence des bruits du cœur.

(2) D'après le D Hartmann, des personnes chez lesquelles on n'a rien employé reviennent d'elles-mêmes à la vie. Tel est le cas de *catalepsie*, dû à l'épuisement nerveux, lequel ne demande d'autre remède que le repos nécessaire à la récupération des forces vitales.

Des noyés. — On sait qu'il y a deux *catégories de noyés :* les noyés *bleus* et les noyés *blancs.* Chez les premiers, il y a pénétration abondante d'eau dans les poumons et asphyxie rapide. Les seconds sont en état de syncope qui peut se prolonger *très longtemps.* Cet heureux phénomène, quand il survient au moment d'une submersion, empêche la pénétration de l'eau dans les poumons et facilite le retour à la vie. Mais chez tous les noyés, un spasme de la glotte joue au début le même rôle et si la submersion n'a pas été prolongée, on peut ranimer ces noyés au bout d'un temps fort long (une heure parfois) comme l'a cité le Dr Laborde.

Il en est de même, dit Surbled, des malheureux étouffés par la vapeur de carbone ou par la fumée des incendies.

Mort par inhibition. — La mort par *inhibition* est cette mort mystérieuse qui succède immédiatement à un léger traumatisme, à une simple irritation de certaines régions du corps ou à une forte et violente émotion. On ne trouve à l'autopsie aucune lésion qui puisse expliquer l'accident. Elle joue un très grand rôle dans les cas de mort soit réelle, soit apparente, qui se produisent sur les champs de bataille, et où beaucoup succombent, sans aucune lésion, par choc traumatique ou moral. Ces causes déterminantes de la mort sont aidées par certaines causes adjuvantes, comme l'action du froid ou de la chaleur, la dépression morale et physique. Là, comme dans l'hémorragie, la *mort apparente* est fréquente.

Dans tous les cas de mort subite, on peut soupçonner la mort apparente et on doit recourir de suite au signe du D^r d'Halluin : « à l'instillation de deux gouttes d'éther dans l'œil », en l'absence du médecin qui contrôlera par le signe de la fluorescéine.

DES MOYENS A EMPLOYER CONTRE LA MORT APPARENTE

Parmi les moyens ordinaires à employer, on recommande de faire des applications chaudes sur la région thoracique ou sur la région épigastrique, ou encore d'employer le *marteau de Mayor* que l'on obtient partout en plongeant un marteau ordinaire ou un autre objet de fer dans l'eau bouillante. On l'applique au creux de l'estomac, soit immédiatement ou par contact direct, soit médiatement ou par rayonnement. Il faut avoir soin de ne pas le laisser trop longtemps, pour ne pas causer de profondes lésions.

Il semble que la région épigastrique est un des meilleurs endroits où l'on puisse agir pour ramener le rappel à la vie ; ne serait-ce pas dû à la présence du plexus solaire qui se trouve sous le diaphragme et qui, dit-on, est le foyer de la vie, étant le premier à vivre et le dernier à mourir ?

Debreyne (*Etude de la Mort*, Bruxelles, 1845) rappelant le moyen vulgaire de correspondre avec les léthargiques en se faisant serrer la main par eux en signe de réponse ou d'affirmation aux questions qu'on leur adresse, recommande « d'exercer ou de faire exercer une forte compression sur l'épigastre ou sur la région de l'estomac ». Les malades ouvriraient aussitôt les yeux, entendraient et parleraient dans les cas même où ils n'auraient pu serrer la main des assistants.

RESPIRATION ARTIFICIELLE

Voici le procédé de l'Instruction du Conseil de Salubrité de Paris :

« On cherchera à imiter les mouvements que font la poitrine et le ventre lorsqu'on respire, en exerçant avec les mains, sur ces parties, des pressions douces, lentes et alternatives.

On laissera entre les pressions un intervalle d'un quart de minute ; on les réitérera quinze à vingt fois de suite, et on les suspendra pendant environ dix minutes. Il conviendra d'y revenir à plusieurs reprises. On peut même, à de longs intervalles, imprimer des secousses brusques sur la poitrine avec les mains largement étendues sur les côtes. Le déplacement du diaphragme, surtout chez les enfants, doit être provoqué. »

Dans le procédé de Sylvester, on fixe les pieds du patient contre quelque obstacle. L'opérateur doit être derrière lui. On saisit les bras à l'avant-bras près du coude, on les élève des deux côtés de la tête, on les étend et on les maintient ainsi élevés et étendus, doucement, mais fermement, pendant deux secondes ; ce premier mouvement élargit la capacité thoracique en soulevant les côtes et produit une *inspiration.* On abaisse ensuite les bras et, repliés, on les presse doucement mais fermement pendant deux secondes contre les côtés de la poitrine; ce deuxième mouvement diminue la cavité de la poitrine en pressant sur les côtes, et cause une *expiration* forcée. On répète ces actes quinze à vingt fois par minute. S'il y a deux opérateurs, chacun agit sur un bras.

Concurremment, on emploie souvent avec avantage les injections intramusculaires d'éther, de caféine, d'huile camphrée, ou de sérum physiologique (par un autre procédé), chez les cholériques.

Dans tous les cas d'injection, dit Beaumetz, nous voyons une amélioration très notable se produire. (Dr Geniesse.)

DES APPAREILS PRÉCONISÉS POUR PRÉVENIR

LA MORT APPARENTE

Un seul appareil paraît réunir toutes les conditions nécessaires, mais il a perdu aujourd'hui toute son importance, c'est-à-dire sa raison d'être : c'est l'appareil ingénieux de « Karnice-Karnicki » auquel l'inventeur, dans le but de prévenir toute inhumation précipitée, a consacré une grande partie de son temps et de sa fortune.

Avec les signes certains de la mort réelle, avec une législation effective sur les vérifications des décès et sur les sépultures, on n'a réellement plus à redouter les inhumations, et encore moins les crémations, précipitées.

RÉORGANISATION DE LA LÉGISLATION
SUR LES SÉPULTURES

Les mortuaries et les dépôts mortuaires dans les Hôpitaux. — Complément de mon mémoire de 1911 sur la crémation.

Si je me suis étendu aussi longuement sur un sujet qui, de prime abord, paraît étranger à la crémation, c'est que je me suis trouvé porté à élucider, à trancher, cette question si troublante de la mort réelle et de la mort apparente et à faire apparaître l'impossibilité, bien démontrée, des inhumations, et surtout des crémations, précipitées.

Il me paraît suffisant de rendre *effective* la législation concernant la vérification des décès en même temps que celle des sépultures ; d'autre part, il est indispensable de renseigner l'Opinion publique sur l'importance des autopsies précoces, aussi rapprochées que possible du décès, au point de vue de la famille et dans l'intérêt des survivants, ainsi que dans celui des progrès de la physiologie humaine et de la médecine.

Ce qui précède démontre la nécessité de pratiquer les autopsies dès que la mort réelle est incontestablement établie, c'est-à-dire au bout de quelques heures. Tout d'abord facultatives (si l'on ne croit pas pouvoir les rendre d'emblée obligatoires), elles seront pratiquées dans les *Mortuaries* qui seront ajoutées, avec les *dépôts mortuaires*, à la « salle d'autopsies » et « à la salle des morts » des *hôpitaux*. Elles devront être, comme je le dis plus loin, sous la responsabilité de chaque chef de service et sous la direction de son interne, qui se trouve ainsi chargé de l'instruction spéciale des externes et des stagiaires.

Je compléterai ce que j'ai dit dans mon mémoire de 1911 sur la crémation et je prouverai que les deux objections que le Pr Brouardel avait formulées contre la crémation au point de vue médico-légal n'ont plus leur raison d'être : « La crémation fait disparaître toute trace d'empoisonnement ; tout individu accusé faussement d'empoisonnement ne peut plus se justifier. » Mais, il ne faut pas perdre de vue que notre vieil adage n'a malheureusement rien perdu encore de sa force : « Il n'y a pas de fumée sans feu ! »

Enfin, je suis absolument certain qu'il est facile d'apporter au crématorium du Père-Lachaise qui s'y prête merveilleusement par sa construction, une transformation extrêmement pratique et aussi économique que possible et même que l'on voudra, essentiellement morale et philosophique.

Il est facile d'y installer en sous-sol deux ou trois artistes : violon, violoncelle et harpe, sans qu'il en coûte rien d'entretien à la Ville de Paris.

De plus, on pourrait adopter comme emblème national ou comme fleur nationale le « chrysanthème simple des jardins », qui est déjà populaire, d'un prix insignifiant, et qui pousse dans à peu près tous les terrains. Par ses nombreuses nuances, il pourrait même servir à différencier les différents âges de la Collectivité (1).

Enfin, cet essai permettrait de mettre au concours un projet de crématorium et de columbarium pour lequel les artistes pourraient s'inspirer du projet de Giraud, de l'an VII et de l'an IX.

Les columbariums privés, du moins jusqu'à ces temps derniers, n'ont rien d'*artistique*.

---

(1) La « rose », dans ses espèces les plus simples, serait peut-être encore plus pratique et au moins aussi populaire. (*Voir p. 91.*)

MÉDECINS VÉRIFICATEURS ET MÉDECINS INSPECTEURS

Les décès sont constatés, non par le médecin traitant, mais par un médecin assermenté, ayant suivi des cours spéciaux, et nommé au concours. Il ne peut faire de clientèle et il doit être rétribué en conséquence.

Pour Paris et les grandes villes, l'administration municipale divise la Commune en un certain nombre de secteurs et décide si le médecin vérificateur des décès peut être chargé d'un autre service municipal, de façon à porter ses émoluments à un taux sortable et en rapport avec les nécessités de la vie chère actuelle.

Pour les départements, l'administration préfectorale, de concert avec le Conseil général, divise aussi le département en un certain nombre de secteurs qui assurent un service rapide, surtout avec les facilités actuelles de transports. Le médecin vérificateur doit être en rapport téléphonique, soit directement, soit par les bureaux de poste, avec toutes les municipalités. De plus, à Paris et dans les grandes villes, l'administration nomme une Commission permanente d'inspection composée de professeurs ou de médecins éminents, chargée de vérifier les opérations du médecin vérificateur et de répondre aux questions qu'il jugera nécessaire de lui soumettre.

Une même Commission permanente d'inspection pour la province sera désignée par les soins de l'administration préfectorale et du Conseil général parmi les médecins ou les hommes les plus renommés du département. Elle devra s'assurer que chacun de ses membres pourra être avisé par téléphone, soit directement, soit par l'intermédiaire de la municipalité.

DÉCLARATION DES DÉCÈS

Lors d'un décès, la famille en fait la déclaration à la mairie en faisant connaître sa volonté ou le désir du médecin traitant, d'une autopsie. — Le médecin vérificateur se présente dans les délais légaux que la loi devra établir aussi courts que possible, pour les raisons indiquées. Il examine obligatoirement le décédé, prend les renseignements qu'il juge nécessaires, s'enquiert des prescriptions du médecin traitant et rédige le bulletin de décès qu'il signe et qu'il remet lui-même à la mairie.

En cas de doute, selon le tempérament du malade, selon la nature de la maladie ou les symptômes qu'il reconnaît, il peut faire surseoir à toute opération. Il considère alors le décédé comme mort apparent et, dans ce cas, comme un malade, et il emploie les moyens qu'il croit convenables, comme l'instillation de deux gouttes d'éther. dans l'œil qu'il fait suivre de l'injection intramusculaire de fluorescéine. En cas positif, le médecin traitant est prévenu pour faire le nécessaire, et en cas négatif, pour continuer, s'il y a lieu, tous les moyens dont la science dispose, en attendant le délai maximum d'action de la fluorescéine.

AUTOPSIE — FORMALITÉS

D'accord avec le médecin traitant, ou le médecin vérificateur signe le bulletin de décès et donne ses instructions, ou il attend l'issue de l'essai fait par son confrère. En cas d'insuccès, il revient (s'il n'a pas attendu) et signe le bulletin. Le maire, s'il y a lieu, indique l'heure de l'autopsie dont il avise le médecin traitant et donne les instructions à la Compagnie des pompes funèbres (à Paris) pour le transport à la mortuarie.

En cas d'impossibilité, l'opération a lieu à la maison du défunt ou à la mairie. — L'autopsie peut être pratiquée par le médecin traitant qui se fait assister ou non par un de ses confrères.

Si le transport a lieu à la mortuarie de l'hôpital, la famille peut demander que l'exposition et la levée du corps aient lieu à l'hôpital : un endroit convenable y est réservé, du reste, à cet effet par l'administration. Tous les frais occasionnés (et tarifés) sont payés par la famille. Dans ce cas, le corps est transporté au dépôt mortuaire et la *veillée* en est autorisée.

Il en est de même si le corps du défunt ne peut
être conservé à la maison, et si l'autopsie a lieu à
la mairie ; le corps y est gardé jusqu'à l'expiration
du temps légal pour la sépulture.

CAS CONTAGIEUX

S'il s'agissait d'un cas contagieux, la mise en
bière aurait lieu aussitôt les formalités d'autopsie
remplies : mais celle-ci ne pourrait se faire
que dans un hôpital spécial, dans la famille ou
à la mairie. — Dans ces deux derniers cas, la
désinfection consécutive s'imposerait.

Pour faciliter les autopsies, le département ou,
d'une façon générale, le ministère de l'Intérieur,
doit s'entendre avec les administrations des
chemins de fer pour que, sur un simple avis télé-
phoné à la tête de ligne, il soit mis, *à un prix
réduit*, par le premier train en partance, une
« voiture à basse température » pour le transport
du corps, s'il y a lieu, à la mortuarie la plus rapprochée, l'aménagement et la destination de ces
voitures étant prévus dans les « grands travaux
régionaux » dont il est question d'autre part (1).

Il en est de même pour le transport du corps à
la ville où se trouve un *Crématorium* et pour le
retour des cendres, la municipalité se chargeant du
surplus.

Enfin, le médecin vérificateur des décès doit
avoir son parcours libre sur toutes les lignes, ce
qui est du ressort du Conseil général.

Pour les municipalités sans hôpital ou avec un
asile particulier, même dirigé par un médecin,
pour les communes rurales, le médecin vérificateur
était généralement le médecin traitant qui déli-
vrait le plus souvent le permis d'inhumer sur
simple déclaration et sans aucun examen. De
plus, à peine le moribond avait-il trépassé qu'on
lui faisait la toilette suprême et qu'on dispo-
sait le lit d'exposition, sans plus s'occuper de

____

(1) Voir le mémoire « La Dépopulation en France ».

la nature de la maladie dernière, de sa durée et de la mort apparente possible.

Aujourd'hui le médecin vérificateur a seul le droit de délivrer le bon d'inhumation et de donner les indications préliminaires.

Si la famille procède à la toilette du défunt, elle le fait avec le plus grand ménagement; elle le replace dans son lit et, sauf intervention ou observation du médecin traitant, elle le traite en malade jusqu'à l'arrivée du médecin vérificateur dont elle n'a plus qu'à suivre les instructions.

Il procède aux investigations ou aux opérations qu'il juge nécessaires. En cas négatif, il rédige le bulletin de décès et le corps est placé, si la famille le demande, dans les conditions les plus favorables pour amener le plus rapidement possible l'apparition de la tache verte abdominale et en mettant à contribution la réaction du signe du Dr Icard par les vapeurs sulfhydriques. La température de la chambre, si l'on n'est pas en été, doit être amenée à 18° ou à 20° et l'on place sur le ventre une compresse d'eau à la même température.

Comme en Allemagne, le médecin vérificateur n'est autorisé à pratiquer aucune opération sur le cadavre, sauf (et sous sa responsabilité) l'opération césarienne.

Dans certaines villes de l'étranger, comme à Bruxelles, par exemple, les familles sont autorisées à recourir au service spécial des autopsies des hôpitaux.

Il en est de même en Allemagne où il se fait mille autopsies par an à Cologne, quinze cents à Leipzig et davantage encore à Berlin (1).

______

(1) Ces chiffres sont dépassés aujourd'hui.

OBITOIRES OU DÉPÔTS MORTUAIRES A L'ÉTRANGER (1)

Dans un certain nombre de pays, les *Obitoires* ou « Dépôts mortuaires » ou « Maisons mortuaires » sont plutôt néfastes (du moins ils l'étaient autrefois) au malheureux défunt qui pourrait être à l'état de vie latente. Voici ce qu'écrit le « Premature hurial » :

Quand un décès a lieu dans la ville de Munich, la famille en informe de suite la police et, à partir de ce moment, *elle n'a plus rien à faire.*

Une demi-heure après, arrive un médecin de l'état-civil qui constate la mort et donne la permission d'enlever le corps. L'ensevelissement des cadavres est confié à des femmes payées avec les deniers publics et qui se trouvent toujours en grand nombre, en attente, à la « Maison de Ville ». Une d'elles arrive en même temps que le docteur.

Elle lave le corps, l'habille (ordinairement avec son meilleur costume) et le met dans le cercueil, lequel est ensuite transporté en corbillard à la « Maison mortuaire ». Aucun membre de la famille ne l'accompagne.

Tout est fait avec la plus grande rapidité. D'après le règlement, le corps doit être enlevé dans les douze heures, ou dans les six heures, s'il s'agit de maladie contagieuse.

Ces règles sont observées strictement et même souvent après trois ou quatre heures, toute la chambre du défunt est vide. Mais ce n'est pas tout ; le corps, dans le cercueil ouvert, est déposé dans une salle, avec plusieurs autres (en général, avec un grand nombre); en outre, il est couvert et entouré d'une profusion de fleurs ne laissant apercevoir que la tête.

De ce fait, l'extinction de la vie devrait se produire doublement.

L'odeur des fleurs seule, suffirait déjà ; il faut y ajouter les différents gaz qui se dégagent des corps. Cela a

---

(1) Voir p. 7.

Le *Leichenaus* de Munich a trois salles dont deux servent de dépôt mortuaire où les corps sont apportés quarante-huit heures avant les obsèques ; la troisième est spéciale pour les suicidés et pour les corps des inconnus.

surtout lieu lorsque les « chambres mortuaires » sont
mal tenues.

D'après le Dr Icard (*la Mort réelle*), il résulte, du
moins autrefois, des rapports des médecins envoyés
en *mission* pour visiter les « Obitoires » des différents
pays, que l'entretien en est toujours défectueux et qu'il
est bien difficile d'obtenir des employés tous les soins
de minutieuse propreté qu'exigent ces sortes d'établissements.

A Francfort, disait en 1852 au Congrès d'Hygiène, le
Dr Varentropp, la maison mortuaire est réellement
faite pour « tuer les gens » qu'on pourrait y déposer
encore en vie. (*Dr J. B. Geniesse, p. 205.*)

DES DÉPOTS MORTUAIRES EN FRANCE

On trouve une mention officielle des dépôts mortuaires dans les édits du Parlement de 1766.

En présence des réclamations de plus en plus pres-
santes relativement aux cimetières de Paris, le Parlement, dans une ordonnance comprenant 19 articles, en
prescrivait la suppression, à partir du 1er janvier 1766.

Chaque quartier devait avoir un entrepôt d'où les
corps seraient enlevés à deux heures du matin en été,
à quatre heures en hiver, pour être transportés dans
des chars couverts du drap mortuaire aux cimetières
extra-muros. Un ecclésiastique devait rester en prières,
dans une cellule spéciale, pendant le séjour du corps
au dépôt.

Les nouveaux dépôts devaient être entourés de
murailles de six pieds de haut, surmontées de grillages
de quatre pieds et terminées par une voûte ouverte à
son sommet (*Joltrain*).

Dans la séance du 4 mai 1885, la sous-commission de
l'assainissement de Paris votait les conclusions du rapporteur sur un projet d'installation provisoire d'un
dépôt mortuaire dont le devis était de 15.000 francs. Ce
projet présenté au Conseil municipal par le rapporteur
de la deuxième Commission, M. Chassaing, et quelque
peu modifié par M. Vaillant, n'a été voté que le 23 novembre 1887.

Il en était distrait les décès par maladies contagieuses
ou épidémiques (1).

---

(1) Le Conseil municipal avait voté dans la séance du
28 juillet 1886, l'envoi de deux délégués pour visiter les dépôts
mortuaires de l'étranger.

Ce projet était fait d'après un essai également provisoire et quelque peu primitif auquel la ville de Bruxelles n'avait alloué que 4.500 francs, mais qui avait donné néanmoins des résultats extraordinaires, au point qu'au bout de trois ans, la ville avait voté une somme importante pour un monument définitif.

Le projet parisien comportait le transport gratuit du corps par civière à toute heure du jour et de la nuit. L'enlèvement devait s'en faire au moyen d'un matelas perfectionné pouvant être placé sur un train roulant et le transport ne présentait pas plus de danger que celui du malade à l'hôpital. Le médecin des morts devait passer trois fois par jour au dépôt et laisser un bulletin pour la mairie qui fixait l'heure des obsèques. — En cas de maladie contagieuse, il prescrivait la mise en bière immédiate.

Il ne fut installé un dépôt mortuaire au cimetière de l'Est (Père-Lachaise) qu'en 1892 et un au cimetière du Nord (Montmartre).

Dans la séance du 19 décembre 1902, le rapporteur de la 2e Commission, M. Ranvier, *faisait voter* la désaffectation du dépôt mortuaire de l'Est demandée par le Préfet de la Seine, ce dépôt n'ayant pas rendu les services qu'on en attendait.

Depuis le 1er juin 1892, date de sa création, il n'y avait eu que 46 corps déposés, dont 23 gratuitement. Aucun dépôt n'avait été fait en 1901 et en 1902.

Celui du cimetière Montmartre (celui du Nord) va être transféré incessamment — s'il ne l'est déjà — au cimetière de la Villette (rue d'Hautpoul).

Dans certains pays montagneux des Vosges, il existait encore dernièrement des *obitoires ou dépôts mortuaires* en plein vent. Placés généralement sur des tréteaux dans un grenier, les cercueils attendent la fonte des neiges ou que les chemins soient rendus praticables, pour être transportés à l'église et de là au cimetière.

Il y a une trentaine d'années, il n'existait généralement pas de cimetière dans les communes rurales de la Corse. Les propriétaires aisés se faisaient inhumer dans leurs propriétés; pour les autres habitants, il y avait la *fosse commune*.

Elle se composait d'un pavillon de 6 mètres de côté, couvert en tuiles, et à quatre demi-fenêtres, à claires-voies. Dans l'intérieur s'ouvrait une trappe sur une fosse très profonde. On descendait trois ou quatre marches pour arriver à un terre-plein d'où les trois porteurs lançaient le plus loin possible le cadavre enveloppé d'un drap, et on refermait la trappe. Le champ communal qui était au moins à 200 mètres de toute habitation renfermait beaucoup de plantes odoriférantes. On ne s'est jamais plaint d'aucune mauvaise odeur.

Les fosses communes ont été interdites il y a près de quarante ans; les inhumations se font encore, mais de moins en moins, dans les propriétés privées et toujours à la distance réglementaire des habitations. Les tombes des cimetières sont généralement agrémentées d'aloès, de romarins, de géraniums, etc.

On m'assure que des personnes aisées tenaient à honneur de se trouver après leur mort avec le commun des mortels. On me citait le propos d'un vieillard de 94 ans qui regrettait les anciennes coutumes, qualifiant de crime leur suppression. « A la mort, disait-il, tout le monde est égal : nu, l'homme est né, nu, il doit être rendu à la terre. »

On a trouvé dans des fouilles faites pour la réparation d'un oratoire datant du xve siècle, des tombes consistant en une simple fosse recouverte de larges pierres. Dans d'autres localités, des fouilles sur l'emplacement d'une chapelle disparue depuis longtemps et devenue légendaire, ont mis à découvert des tombes dans lesquelles on a trouvé des restes de cercueils.

Existait-il, selon les localités, des modes différents de sépulture, ou bien ces tombes se sont-elles succédé ? Cette deuxième hypothèse me paraît la plus probable, le dernier emplacement pouvant avoir été choisi pour des sépultures en raison des légendes accréditées.

La question serait facilement élucidée par un homme versé dans la paléontologie ou dans l'anthropologie.

Au xviiie et au xixe siècles, les fosses communes se généralisèrent.

LES MORTUARIES ET LES DÉPOTS MORTUAIRES
DOIVENT ÊTRE ANNEXÉS AUX HOPITAUX ET FORMER
UN PAVILLON SPÉCIAL AVEC LES SALLES D'AUTOPSIES
ET DES MORTS.

On sait qu'il n'a jamais existé en France d'enseignement médical sur les moyens de distinguer, en toute sûreté, la mort réelle de la mort apparente et sur les connaissances nécessaires pour la vérification des décès.

Dans toutes les villes possédant une Ecole de médecine, il doit être adjoint à chaque hôpital (1) une « mortuarie » et un « dépôt mortuaire ».

Ils constituent avec leurs annexes et les parties existantes un pavillon séparé qui est, au point de vue médical, sous la responsabilité *hebdomadaire* de chacun des chefs de service et sous la direction effective de son interne qui se trouve chargé de l'instruction spéciale des externes et des stagiaires du service. L'administration des hôpitaux contrôle, comme d'habitude, et rend obligatoire et *effective*, la présence des élèves.

Il y a toujours un externe et un stagiaire de garde sous la surveillance de l'interne du service ou en son absence, sous celle de l'interne de garde.

Les *maladies contagieuses ou épidémiques* ont leurs hôpitaux spéciaux. Les malades qui en sont reconnus atteints y sont donc envoyés d'urgence.

PAVILLON ACCESSOIRE. — Il devra être fait un projet d'établissement d'un « pavillon spécial » dans chaque hôpital qui sera désigné.

En dehors d'une « étuve à désinfection » pratique, *économique*, solide et ne détériorant absolument pas les objets, comme il sera dit plus tard, ce pavillon doit comprendre :

SALLE POUR AGONISANTS. — 1° *Une salle pour les agonisants* qui, dans les salles, troublent le repos des autres malades dont bon nombre se trouvent impressionnés et même effrayés, comme

---

(1) Si les frais occasionnés paraissaient trop considérables, on pourrait — provisoirement — répartir les élèves dans le plus petit nombre possible d'hôpitaux. A ceux-là seulement seraient adjoints les mortuaries et les dépôts mortuaires.

on le constate surtout dans les services des femmes.

MORTUARIE. — 2° De *trois salles pour la mortuarie.*

La première salle A, où le médecin vérificateur et le public envoient les décédés soupçonnés de mort apparente, de même, pour l'hôpital, ceux pour lesquels l'interne de service ou l'interne de garde a délivré un certificat de mort apparente. Les autres sont envoyés directement à la deuxième salle B.

Celle-ci comprend les corps qui doivent y séjourner le temps légal pour être envoyés à l'autopsie. Les élèves sont exercés à l'emploi des signes de mort réelle adoptés.

La troisième salle de la mortuarie — salle C — est divisée en deux : C^1 et C^2. C^1, à température froide, reçoit les corps revenant de l'autopsie et destinés à être reconnus ; C^2, à température chaude — 18° à 20° — est destinée aux corps non soumis à l'autopsie, sur lesquels les élèves sont exercés à développer le plus rapidement possible les caractères certains de la mort réelle, c'est-à-dire l'apparition des signes de la putréfaction.

SALLE DES AUTOPSIES. — 3° *La salle des autopsies,* agrandie s'il y a lieu, est munie de tous les instruments nécessaires. Les corps, remis en état, sont dirigés ou pour la dissection, ou sur la *salle des morts*, ou sur la salle D^1 du dépôt mortuaire pour la veillée suprême, ou sur la salle D^2 pour y attendre (en bière fermée) la sépulture, ou sur la salle D^3 pour leur transport en province ou à l'étranger.

SALLE DES MORTS. — 4° *La salle dite* «des Morts», pour la reconnaissance des décédés par leurs proches ou par leurs amis, doit avoir sur le dehors une entrée monumentale appropriée.

VEILLÉES DES MORTS. — 5° *La salle dite* « des Veillées des Morts », a pareil accès sur le dehors. Cette salle est séparée de celles du dépôt mortuaire par un mur dans toute la longueur duquel se trouve encastrée, à hauteur de 80 centimètres, une glace sans tain permettant de voir dans les stalles des morts veillés.

Dépot mortuaire. — 6° *Le dépôt mortuaire* comprend les trois salles D dont l'une est à mur mitoyen avec la précédente; elles sont divisées en stalles ayant les dimensions nécessaires pour une circulation facile autour d'un cercueil disposé sur un support.

Chaque stalle de *la première salle* renferme, dans un cercueil ouvert dont le support est incliné de telle sorte que la figure soit toujours visible de la salle des veillées, le corps du défunt enveloppé d'une serpillière ou d'un suaire jusqu'au cou.

Les cercueils des autres salles sont fermés et disposés, soit pour la cérémonie de la sépulture, soit pour leur transfert, avec les dispositifs réglementaires, en province ou à l'étranger.

1° Salle des agonisants ou des mourants (1). Elle doit avoir l'aspect, l'ameublement et la température des salles ordinaires. Une infirmière y est attachée. La surveillante de la salle intéressée peut y voir son moribond, donner les instructions nécessaires et, lors du décès, faire prévenir l'interne du service ou celui de garde pour en faire la constatation et l'envoi dans la mortuarie *B* (salle n° 2). Les élèves du service qui donnent, au besoin, les soins jugés nécessaires par l'interne pour le soulagement de l'agonisant, doivent manifester et, au besoin, imposer le plus grand respect pour la mort (2).

2° Mortuarie *A (salle n° 1)*. — Cette salle doit avoir la température des salles de malades. Elle est pourvue des instruments nécessaires.

---

(1) Les malades doivent-ils mourir dans leur lit ?

Il y a intérêt pour les raisons indiquées, à faire transporter dans les salles des agonisants ceux qui, par leurs plaintes, parfois par leurs cris, troublent le repos de toute la salle et y sèment la gêne et le désarroi, si compréhensibles.

La surveillante doit à l'aide d'un paravent soustraire les autres moribonds à la vue de leurs voisins ou des autres malades de la salle.

(2) Toutes les salles qui suivent sont ripolinisées ou lavables ; le sol est carrelé et le bas des murs a une ou deux rangées de faïences pour le garantir de l'eau de lavage ; le tout est entretenu avec les soins les plus minutieux.

Elle reçoit les cas supposés de mort apparente, les décédés dans les services pour lesquels l'interne n'a délivré (pour l'administration) qu'un bulletin de mort apparente, et les morts rapides qui se sont produites sur la voie publique.

Actuellement encore, les morts par accidents, de même que tous les décédés sur la voie publique sont portés à la *morgue* où se font les opérations médico-légales. — *Il y a là une confusion dont il va être question plus loin.*

L'interne démontre aux élèves l'application du signe du Dʳ d'Halluin, celle de la forcipressure et l'injection intraveineuse ou intramusculaire de fluorescéine.

En cas de résultat négatif, les corps sont envoyés à la mortuarie B (salle nᵒ 2) jusqu'à l'expiration du délai légal pour l'autopsie. S'il n'est pas fait d'autopsie, le corps est envoyé à la mortuarie C ² (de la salle nᵒ 3) pour les essais des signes caractéristiques de la mort réelle.

Si le résultat était positif, l'interne s'appliquerait aussitôt à ramener la vie par les moyens indiqués (tractions rythmées de la langue, respiration artificielle, injections intramusculaires d'huile camphrée, de caféine, d'éther ; marteau de Mayor, cataplasmes sinapisés, boules d'eau chaude).

2ᵒ MORTUARIE *B* (*salle nᵒ 2*) (1).

La température ne doit pas dépasser 10 à 12 degrés et la ventilation doit être appropriée, comme celle de toutes les autres salles.

L'interne démontre que les signes tentés dans la salle des malades étaient négatifs et donne la

---

(1) Dès qu'un décès se produit dans une salle (si le moribond n'a pas été transporté dans la salle des agonisants), la surveillante fait venir l'interne de garde qui constate le décès et s'assure de l'état de mort réelle. S'il n'y a aucun doute possible, le décédé est transporté d'emblée à la mortuarie salle *B*. En cas de doute, l'interne rédige un bulletin de mort apparente et le décédé, après l'instillation d'éther dans l'œil, après l'injection de fluorescéine, est transporté dans la mortuarie *A* (salle nᵒ 1). Les résultats négatifs de l'interne se trouvant reproduits par les élèves, le corps est ensuite transporté dans la mortuarie *B* (salle nᵒ 2).

raison pour laquelle la mort doit être considérée comme réelle.

Les élèves renouvellent la tentative qu'ils complètent par la *forcipressure*.

L'interne peut alors ajouter sur le bulletin de décès « mort réelle », mortuarie B, (et la date).

Les corps qui ne sont pas destinés à l'autopsie sont transportés directement à la mortuarie C^2.

3° SALLE D'AUTOPSIES.

La température ne doit pas dépasser 10 à 12 degrés.

Les heures des autopsies doivent être affichées sur la porte. Le chef de service doit faire une apparition à la salle d'autopsies et aux autres salles, de façon à être au courant, en dehors du rapport des internes, des éventualités qui peuvent s'y produire.

· *Avant de pratiquer l'autopsie, le médecin procède, pour l'éducation des élèves et sans aucune exception, à l'emploi du signe du Dr Delagrée* (acidité des sérosités ou de certains organes tels que le foie et la rate). Il enfonce dans le côté droit, à la base du foie, l'aiguille à sérum d'une seringue hypodermique et place la gouttelette de sérosité ramenée sur un fragment de papier bleu de tournesol qui doit rougir.

L'autopsie terminée, les élèves doivent être familiarisés avec la façon de recoudre le corps, de faire disparaître toute trace de sang; le cadavre est enveloppé dans un linceul, excepté la figure qui est recouverte d'un linge qu'on peut déplacer à volonté.

Le corps est transporté dans la mortuarie C^1 jusqu'au moment de la remise à la Faculté (pour les dissections) contre décharge, ou sur la salle des reconnaissances.

Les corps amenés du dehors pour l'autopsie sont mis officiellement en bière fermée, s'ils doivent être ramenés à la maison du défunt.

Les autopsies des décédés à l'hôpital sont faites par les internes; il en est de même des personnes décédées sur la voie publique, à moins que le Parquet ne les envoie au laboratoire de médecine légale. Pour les corps qui sont amenés du dehors, elles sont faites par le médecin traitant qui peut se faire assister d'un de ses confrères. Le mobilier de la salle d'autopsies est aussi simple, aussi complet et aussi aseptique que possible.

Dans les hôpitaux allemands, autrichiens, russes, saxons, etc., les corps de tous les décédés sont soumis à l'autopsie. À Vienne, l'autopsie est obligatoire, même pour les israélites dont les corps sont toujours réclamés par leurs coreligionnaires. En Orient, la religion interdit celle des mahométants et des israélites. En Chine, l'interdiction est absolue. — Au Japon, le consentement préalable est nécessaire excepté pour ceux qui sont entrés gratuitement à l'hôpital. Aux Etats-Unis, elle rencontre beaucoup d'opposition.

EMBAUMEMENTS

Les familles sont autorisées à faire embaumer le corps des défunts, soit à domicile, soit à la mortuaire, mais après l'autopsie et d'après les règlements établis. La déclaration doit en être faite à la mairie en même temps que celle du décès. Le maire en avise le médecin inspecteur.

2° MORTUARIE C. Cette salle est divisée en deux : C^1 et C^2. Dans la première C^1, la température est de 8 à 10 degrés. Elle est destinée aux cadavres apportés de la salle d'autopsies, d'où ils sont répartis soit sur la salle des morts, soit pour les dissections, soit sur les salles des dépôts mortuaires.

Dans la deuxième, C^2, la température est de 18 à 20 degrés. Cette salle est destinée aux corps qui, ne devant pas être soumis à l'autopsie, y sont envoyés directement. Les élèves s'exercent à provoquer les signes de la putréfaction, tant par la réaction sulfhydrique du Dr Icard, que par l'apparition de la tache verte abdominale. Dès que l'expérience est terminée, le corps est dirigé sur la salle des dépôts mortuaires.

SALLE DES MORTS

4° Cette salle a, comme je l'ai dit, une entrée monumentale, quoique simple. La température

doit en être de 10 à 12 degrés. A droite, quelques
fauteuils lavables devant lesquels se trouve une
table et quelques « livres de famille » ; au fond, au
milieu, une corbeille de plantes vertes ; sur les
murs, quelques inscriptions ; sur les fenêtres, des
vitraux appropriés. En face de la porte d'entrée,
une table à 0^m80 de hauteur, recouverte d'un drap
noir et se continuant par deux rainures sur un
tréteau aboutissant : à gauche, à une porte donnant sur la mortuaire C^1, et à droite, à une autre
porte lui faisant vis-à-vis et donnant sur les salles
des dépôts mortuaires. Les parents ou amis du
décédé sont introduits et prévenus qu'ils atten-
dront dix minutes et qu'il est défendu de parler.

Ils jettent un regard étonné, hébété sur les inscriptions, sur les vitraux, puis sur la table où ils
voient les *livres de famille* qu'ils ouvrent. Une
pancarte indique que ces livres sont déposés à leur
intention et qu'ils peuvent les emporter.

Au bout de dix minutes, la porte de gauche
s'ouvre et le cercueil roule sur les tringles et
s'arrête sur la table.

Dans le cercueil, se trouve le corps enveloppé
d'un suaire, la figure couverte par un linge qu'on
enlève. Le nom du défunt est inscrit sur la bière
avec les initiales des prénoms et les deux dates de
la naissance et de la mort.

Dès qu'il est reconnu, si le corps doit être veillé,
la porte de droite s'ouvre et la bière et son cadavre
disparaissent pour être exposés salle D^1 dans une
des stalles dont il va être question, jusqu'au
moment des obsèques.

Dans le cas contraire, la figure est recouverte
par le linge, le couvercle est vissé en présence de
la famille et le cercueil disparaît par la même
porte pour être placé dans la deuxième salle D^2 du
dépôt mortuaire, jusqu'au moment de la sépulture.

5° SALLE DES VEILLÉES DES MORTS.

Il est impossible d'établir les veillées dans une
salle commune, chaque douleur cherchant à
s'isoler avec son mort, d'où la disposition spéciale
qui va être indiquée. Le nombre des stalles de la

salle D [1] du dépôt mortuaire destinées aux expositions doit être calculé d'après l'importance de l'hôpital et de celle de son secteur.

Les familles sont autorisées à veiller leur mort la nuit comme le jour; elles ont droit au chauffage et à l'éclairage. La température doit être en rapport avec celle de la saison; la nuit, elle doit être, dans la belle saison, de 12 à 15 degrés. L'hiver, elle est de 18 degrés dans le jour, et de 18 à 20 degrés, la nuit, alors que celle des stalles d'exposition du dépôt mortuaire varie entre 4° et 7°.

Les femmes peuvent se faire accompagner d'une autre femme âgée de 16 ans, au moins; les autorisations sont facultatives.

La porte d'entrée monumentale, mais simple, donne accès sur un grand vestibule ayant, à gauche, une porte de service; à droite des water-closets confortables (1). Sur la façade, deux grandes baies avec des vitraux; au milieu, une table confortable, avec quelques *livres de famille* (2).

Des isoloirs-appuis fixes permettent de maintenir les pieds au-dessus du carrelage; l'hiver, ils forment radiateur; sur les murs quelques sentences.

Les murs du fond et du côté droit, à angle droit arrondi, portent, à 0^{m}80 du sol, une glace sans tain de 1 mètre de hauteur donnant sur les stalles du dépôt mortuaire, chacune d'elle (éclairée électriquement) étant munie, comme il est dit plus haut, d'un support incliné *à la demande*, portant le cercueil dans lequel se trouve, enveloppé jusqu'au cou dans un suaire, le corps du défunt, le linge qui recouvrait le visage étant déposé à côté. A chaque stalle correspond un box de 2^{m}10 de hauteur, qui se trouve séparé du box voisin par un

---

(1) Avec une inscription apparente disant que chacun doit laisser la place dans l'état où il est en droit de la trouver quand il arrive.

(2) Il doit y avoir une inscription bien apparente disant qu'on peut les emporter et que, *gratuitement*, le gardien peut (au moyen d'un composteur) indiquer le nom du défunt avec les deux dates de la naissance et de la mort.

mur et d'où on ne peut voir que la stalle corres-
pondante.

Chaque box a une porte vitrée; son mobilier se
compose de deux fauteuils lavables, d'une petite
table, d'un buvard garni de papier sans en-tête,
d'un plumier avec un encrier(1) simple et pratique
et de un ou de deux *livres de famille.*

Au-dessus des box, des baies, ornées de vitraux,
si possible, et recevant l'éclairage du dehors, à
travers la profondeur des stalles (2).

La ventilation de chaque salle doit être complète.

6° DÉPOTS MORTUAIRES.

Ainsi que je l'ai dit, la température doit y être
de 4 à 7 degrés.

Les dépôts mortuaires D se composent de trois
salles renfermant: la première, D^1, *trois stalles d'exposition* dont il vient d'être parlé; la deuxième, D^2,
les *stalles d'attente* pour le délai légal avant les
sépultures, et la troisième, D^3, les *stalles de rapatriement* pour la Province ou pour l'Etranger.

La porte d'entrée du dépôt mortuaire est également monumentale et simple, et donne accès sur
un grand vestibule. Elle est flanquée de deux
larges baies garnies de vitraux; le haut, en face et
à droite, doit comporter, au-dessus des sépara-
tions des stalles, deux ou trois baies également
décorées.

Les stalles ont leur entrée opposée à la salle des
veillées; chaque stalle qui renferme un cercueil
sur son support, doit avoir la longueur indiquée.

Les « stalles d'attente » n'ont que des cercueils
fermés disposés, comme dans les autres stalles,
sur des supports spéciaux.

---

(1) Voir : Notes rétrospectives sur le bien-être hygiénique
apporté dans les hôtels par le Touring-Club de France,
Eug. Fournier. *(Journal d'Hygiène,* juillet 1909).

(2) Il ne faut pas perdre de vue que les mortuaries seront
établies sur des plans uniformes et que les vitraux pourront
être faits par quantités.

Celles de « repatriement » D³, ont leur cercueil, sous zinc ou sous plomb, enfermé dans un double cercueil en bois dur, selon la distance à parcourir (1). Tous portent sur une de leurs extrémités (celle des pieds), le nom et les initiales des prénoms du défunt ainsi que les deux dates de la naissance et de la mort.

MORGUE

La morgue est le dépôt mortuaire qui, à Paris et dans les grandes villes, est attenant aux laboratoires du professeur de médecine légale (2).

On y transporte tous les décédés sur la voie publique par suite d'accidents, la mort étant réelle, ce qui ne peut laisser aucun doute. Ceux qui tombent foudroyés sur la voie publique, ceux qui décèdent dans les hôtels et qui sont, en général, des voyageurs ou des étrangers, bien que dépendant de la Préfecture de police, sont transportés sans retard, les premiers surtout, dans la mortuaire des hôpitaux (salle A).

C'est que l'on est toujours sûr que l'on y trouvera, à toute heure, des secours éclairés et immédiats.

La femme qui accouche sur la voie publique y sera immédiatement soignée en attendant son transport soit dans une clinique spéciale, soit à son domicile.

---

(1) Tous les détails sur le rapatriement, sur le crématorium du Père-Lachaise et sur tout ce qui concerne la crémation (*Règlements, etc.*), sont donnés sur le « Bulletin de la Société pour la propagation de l'incinération » qui doit être demandé au Secrétaire général, M. Georges Salomon, au siège de la Société, 112 *bis*, boulevard Malesherbes (XVIIᵉ), à Paris. *(Il est bon d'accompagner la demande de deux timbres de 0 fr. 10, pour ménager, autant que possible, les ressources de la Société.)*

(2) Ceux de Paris vont être déplacés et vont être pourvus des aménagements et des appareils en rapport avec la science.

DE LA VULGARISATION DE L'INSTRUCTION
ET DE L'ÉDUCATION NATIONALES

Le prolétaire à la salle des morts et à la salle des veillées.

Mon mémoire est déjà bien long, et j'ai beaucoup hésité avant d'ajouter encore les considérations qui suivent sur la vulgarisation aussi grande que possible à donner à l'instruction et à l'éducation nationales, *spécialement au point de vue du prolétaire, de l'ouvrier* (1).

On ne va pas manquer de jeter les hauts cris et de me traiter d'illuminé, pour ne pas dire de fou ; on va dire, tout d'abord, que toutes les améliorations projetées d'un pavillon complet pour chaque hôpital seraient certainement un surcroît considérable de dépenses pour l'Administration de l'Assistance publique.

A cela, je répondrai ce que j'ai déjà dit d'autre part, que l'économie aurait exigé depuis bien longtemps la refonte de cette administration sans que ceux qui sont à la tête aient été diminués, bien au contraire. Beaucoup — considérablement — d'économies auraient été réalisées de ce chef, ainsi que des réformes aussi importantes qu'urgentes. Beaucoup de malades auraient été secourus à domicile ; les asiles auraient été aussi, en grande partie, transformés et le placement dans les campagnes rurales très fortement développé. Les biens mobiliers et immobiliers seraient plus méthodiquement, et d'une façon plus compétente, admi · nistrés, et un rendement important ne tarderait

---

(1) De prime abord, il semble en effet que cette vulgarisation pourrait être réduite de quatorze à une ou à deux pages et qu'elle a plutôt sa place dans l'autre brochure « De la Dépopulation en France », puisque j'y traite des réformes de nos institutions.

Je persiste à croire que c'est là, au contraire, une des trop rares occasions où l'ouvrier, le prolétaire, peut se rendre compte de l'instruction et de l'éducation nationales qui lui manquent, et se faire une idée normale de ce qui constitue le meneur, le politicien, les grèves, le sabotage, l'anarchiste, le jury, l'armée, le drapeau, la licence nationale, le sans-patrie, le déserteur, le budget, les droits de l'homme, l'Egalité et les conséquences terribles de l'Ivrognerie qui ne doit jamais être considérée comme une circonstance atténuante.

pas à répondre à cette réforme attendue depuis si longtemps et dont l'absence a fait hésiter, à juste titre assurément, la bonne volonté de donateurs généreux qui sont *certainement* bien plus nombreux qu'on ne pense. Le pauvre aurait été plus effectivement et plus efficacement secouru. Le personnel serait porté depuis longtemps à un traitement en rapport avec la cherté de la vie actuelle, sans que les dépenses en aient été augmentées, au contraire.

Les améliorations et les transformations nécessitées par la marche incessante et accélérée du Progrès doivent être suivies avec soin et la *proposition* de M. Ed. Herriot, du 30 juillet 1912, concernant les « cliniques payantes », de plus en plus indispensables aux classes moyennes, doivent retenir toute l'attention.

N'est-on pas en droit de dire que ce qu'on considérait comme une utopie hier est non seulement réalisable, mais indispensable aujourd'hui ?

N'est-ce pas une très heureuse initiative, déjà fort appréciée, qui a fait organiser à ce sujet l' « Hôpital-Privé » de la rue Antoine-Chantin, et est-ce que l'Administration de l'Assistance publique ne pourrait — que dis-je, ne devrait — pas retirer d'une semblable organisation appropriée, une aide pécuniaire importante qui serait en même temps d'un secours utile, nécessaire, au petit commerçant, à la petite bourgeoisie, de plus en plus déshérités en ce qui concerne la chirurgie et certains traitements modernes ?

Il est bien entendu que la classe si intéressante des médecins ne serait en quoi que ce soit sacrifiée et n'en ressentirait aucun préjudice, mais plutôt une transformation heureuse.

Il est indispensable, à cet effet, de nommer une commission extraparlementaire qui se subdivisera elle-même en sous-commissions aussi nombreuses qu'il sera nécessaire.

NÉCESSITÉ DE LA PLUS GRANDE VULGARISATION POSSIBLE

La mère de famille, à la salle des morts.

Ce n'est qu'en frappant longtemps sur le même clou qu'on arrive à l'enfoncer à point ; il nous faut revenir sans cesse sur le même sujet, profiter de toutes les occasions pour faire l'éducation morale, c'est-à-dire politique et sociale de l'ouvrier, du prolétaire.

Il faut agir par conférences avec projections, dont celles sur l'alcoolisme, aussi étendues que possible; il faut agir, par publications, par les consultations de nourrissons, par celles contre la tuberculose.

Il faut, je ne saurais trop le répéter, que les premiers maîtres, dès l'éco'e maternelle, par des livres illustrés, par des leçons de choses, développent progressivement les principes que va nous inculquer, que nous aura déjà inculqués notre mère nationale.

La femme de la nouvelle génération va être imbue elle-même de ces principes par l'instruction et l'éducation qu'il nous tarde de lui voir enseigner, de façon que, mère de famille, elle arrive à en imprégner automatiquement son enfant.

Aujourd'hui, cette malheureuse mère est effondrée, inconsciente, accusant Dieu et la Société. Machinalement, elle jettera les yeux sur les inscriptions, sur les vitraux. Sans s'en douter, elle éprouvera déjà un engourdissement, un soulagement; — machinalement encore, inconsciemment, elle ouvrira le «livre de famille » (1) qu'elle trouvera à sa portée dans le vestibule ou sur la table du box. Elle y retrouvera les inscriptions, les tableaux de tout à l'heure et elle y verra aussi, retracés, ses droits et ses devoirs. — Elle se trouvera reportée alors bien vite aux causeries du docteur, à l'enseignement de ses maîtresses.

Forcément, fatalement, elle sera ramenée à sa situation actuelle. — C'est alors qu'après avoir parcouru le *livre de famille*, elle se rendra invariablement compte de l'impossibilité des « inhumations précipitées » en même temps que de l'importance de l' « autopsie », mais de l'autopsie précoce. Elle finira par comprendre que si beaucoup de maladies sont encore inconnues, ce ne peut être que par l'autopsie aussi rapprochée que possible du moment de la mort, aussitôt que celle-ci sera reconnue réelle, que le médecin arrivera seulement à en saisir la cause. Du même coup, alors qu'il en fera profiter la physiologie humaine, ce sera surtout le survivant du décédé, qui en somme est le principal intéressé, qui en bénéficiera le plus (2).

N'était-ce pas le cas, peut-être, de l'enfant dont elle fait la veillée suprême aujourd'hui?

----

(1) Voir : « La dépopulation en France », par Eug. Fournier. Paris, 1912.

(2) Voir p. 12.

Dans certaines contrées, la femme reste encore imbue, tant le préjugé est tenace, de cette idée que l'alcool est un tonique, un remontant, témoin cette chaleur qu'on ressent à la peau, ce coup de fouet qui se produit généralement pour se transformer bientôt en torpeur si la dose n'est pas renouvelée, et dont le processus est détaillé dans mon mémoire sur la dépopulation.

Malgré les causeries du docteur, elle ne peut comprendre encore, si ce n'est à la longue et en en voyant défiler des exemples dans sa mémoire, que sa mère à elle pouvait l'induire en erreur par ignorance, mais avec tant de bonne foi et de conviction, quand elle lui faisait préparer de la soupe à l'eau-de-vie, ou quand elle lui mettait dans son panier, pour le goûter, à l'école, une petite fiole d'eau-de-vie.

Il faut donc revenir à la charge pour la convaincre que, bue à très petites doses, mais régulièrement, l'eau-de-vie amène fatalement l'alcoolisme avec ses suites. Quoi de plus impressionnant, quand passant en revue toutes ses anciennes compagnes du village, elle arrive à comprendre, à se rendre compte que, aussitôt après leur mariage, leurs enfants sont prospères alors que, au fur et à mesure qu'elles ou leurs maris s'alcoolisent, insensiblement et à leur insu, elles deviennent stériles; leurs enfants naissent alors infirmes ou dégénérés.

Dans d'autres contrées, car la chose n'est pas générale, elle est encore à comprendre, malgré les avis du docteur à la consultation des nourrissons, comment l'infusion de tête de pavot que sa mère lui donnait pour bien mieux la faire dormir, ne lui occasionnait aucun malaise appréciable, alors qu'aujourd'hui elle devient rapidement fatale au nouveau-né.

C'est que, insensiblement, l'alcoolisme étend ses ravages; l'enfant déjà dégénéré dort plus difficilement, laisse échapper des plaintes, et le peu d'opium que renferme la tête de pavot et auquel l'enfant est particulièrement sensible suffit pour lui être immédiatement nocif. Souvent aussi, la mère n'a plus la conscience exacte des précautions à prendre et force les doses.

DE L'ÉDUCATION NATIONALE PREMIÈRE DU PROLÉTAIRE SUBITEMENT ISOLÉ DANS UN MONUMENT MORTUAIRE

On dit, et non sans raison, que la France est le pays des « éclosions des idées » que les nations voisines se chargent de mettre immédiatement en pratique, quand, en plus, elles ne viennent pas nous soutirer tout d'abord, à cet effet, nos économies, pour nous faire concurrence (1).

Eh bien! nous avons tous les moyens de faire, sans frais, presque, par nos merveilleux monuments, par l'organisation de plus en plus complète de l'instruction publique, l'*éducation première*, la principale, la plus intéressante pour toute la Collectivité, pour tous les citoyens; ces moyens, nous les avons dédaignés jusqu'à ce jour.

L'OUVRIER OU SA FEMME, A LA SALLE DES MORTS
OU A LA SALLE DES VEILLÉES

Quoi, pourtant, de plus propice, que le monument où l'homme, même le plus inculte, même le plus primitif, se trouve ramené en face de lui-même : à l'hôpital, dans la salle *des morts*, dans la salle des *veillées*, où lui ou sa femme viennent faire la veillée suprème du corps de l'être qui, plus ou moins longtemps, mais le plus souvent à leur insu, était cher.

Pourquoi, alors que l'homme extériorisé, est plus à même de s'arrêter à une citation, à une sentence, et de les retenir, alors qu'elles lui expliquent qu'il existe et pourquoi il existe, pourquoi ne pas le mettre en leur présence? Il faut des phrases courtes, mais concises et justes! Il faut que cette éducation nationale dont on ne lui a jamais parlé, lui révèle les lois de la justice, il faut enfin, qu'il comprenne ce qu'il doit entendre par la devise : « Liberté, Egalité, Fraternité. »

LIBERTÉ, ÉGALITÉ, FRATERNITÉ

Liberté!, ce n'est assurément pas faute d'avoir entendu ce mot clamé par tous les meneurs : liberté pour soi, liberté de tout faire! mais quant aux devoirs, il n'en a jamais entendu parler, et pour cause!

---

(1) N'est-ce pas ce qui vient de se passer tout récemment, pour la T. S. F. de la part de l'Angleterre? (V. De la Dépopulation en France.)

Il faut qu'il sache que la femme est l'« égale de l'homme », mais avec des attributions différentes ; il faut qu'il sache qu'avec la génération qui commence à grandir, la femme va recevoir l'instruction élémentaire nécessaire pour devenir notre *mère nationale*, mais, en même temps, la maîtresse de son logis et que la nouvelle génération aura son *home*, son *chez soi* dont lui, le plus souvent, n'a jamais entendu parler. La famille, les mioches qui braillent, c'est tout ce qu'il en sait ; il ne comprend que le marchand de vins où son salaire avec celui des camarades alimente le meneur qui le gave de mots creux, d'utopies criminelles et lui met toujours en avant et sans cesse, le mot : liberté ! et c'est tout ce qu'il en comprend. Ah ! si encore on avait les « unions libres », que le meneur lui prêche également sur tous les tons !

Mais, quel est donc le résumé de l'Education Nationale ? (1)

UN MOT SUR L'ÉDUCATION NATIONALE
La Collectivité ou l'Etat et les Citoyens.

« L'Etat, lui enseigne l'Education nationale, c'est la Collectivité, c'est-à-dire la réunion de toutes les individualités, dont la tienne et celle, au même titre, de tous les autres membres, de tous les *citoyens*. Donc l'Etat, c'est toi, car tu as, avec les autres membres de la Collectivité, donné ta procuration pour l'administration sage, économique, de vos finances ; tu n'as donc pas le droit de les gaspiller puisqu'elles appartiennent à vous tous ; que si tu veux que tes concitoyens respectent ta liberté, c'est-à-dire ta personne et tes biens, il faut que tu respectes les leurs. » — « Ta conscience ne te dit-elle pas : Ne fais pas à autrui ce que tu ne veux pas qu'il te soit fait à toi-même ? »

IMPOTS, BUDGET ET LICENCE NATIONALE

La Collectivité, l'Etat, a accepté de défendre tous les citoyens et chacun d'eux en particulier,

---

(1) Bien que ce résumé paraisse étranger au sujet, je crois devoir le donner ici.

à la condition qu'on lui en fournisse les moyens :

« Sous la forme d'argent », pour payer les fonctionnaires et les autres dépenses, d'où les *impôts*, le *budget*; sous la forme d' « hommes » ou plus exactement d' « enfants » parmi lesquels le calcul des probabilités lui fait trouver les hommes qui lui sont nécessaires, d'où *l'armée* et (de ce fait) la *licence nationale* (1), pour garantir l'ordre à l'intérieur, pour se faire respecter, au dehors, des autres Collectivités, autrement dit, **des autres Nations.**

On ne peut songer, assurément, à inscrire toutes ces sentences, tous ces préceptes sur les murs, de même qu'on ne peut reproduire sur les vitraux que les scènes les plus typiques de l'existence humaine. Mais tous sont inscrits avec de nombreuses illustrations sur le « livre de famille » qui lui sera remis « avec le nom du décédé et la date de la reconnaissance ou de la veillée ».

LIVRE DE FAMILLE

(*Voir l'autre mémoire.*)

De plus, l'homme trouvera sur ce livre l'histoire de la France et de ses colonies racontée et exposée de la même façon ; la nomenclature des richesses, de la production, des industries et des illustrations nationales de toute sa contrée, de son canton, de sa commune et dont l'ensemble constitue le « livre d'or cantonal et régional » qui est envoyé à toutes les mères et qu'on met entre les mains de l'enfant commençant à épeler, alors que ses pas chancelants sont soutenus et guidés par la mère, par la nourrice ou par la maîtresse de l'école maternelle.

DU DRAPEAU

L'emblème de la Collectivité, de la Patrie, c'est le *Drapeau.* Notre mère nationale nous inculque que, quelque part et sous quelque latitude que le Français se trouve transplanté, il

______

(1) C'est ainsi qu'il est indiqué d'autre part la somme équivalente fixée par la Collectivité aux citoyens de 32 à 55 ans qui n'ont pas le nombre minimum suffisant (soit trois) d'enfants vivants ; les prolétaires, les indigents, paient en nature.

est assuré de trouver **sous** les plis du *Drapeau*, auprès du Représentant du **Gouvernement**, « aide et protection ». Tous doivent le **respect au Drapeau**; tous les hommes doivent se découvrir devant lui comme ils se découvrent, par atavisme, devant le corbillard, devant le mort anonyme — **les femmes** lui doivent « le salut militaire avec cette légère et gracieuse inclinaison de tête, comme seules elles savent la faire ».

Au citoyen français doit revenir, dans ce cas, l'initiative de la police nationale : tout sot, tout fanfaron, tout ivrogne qui refuse de saluer le drapeau et qui, parfois encore, l'injurie, doit être immédiatement empoigné et remis aux mains de la police(1).

Tout antimilitariste, tout anarchiste, tout sanspatrie, doit, sa peine purgée, être banni, être exclu de la Collectivité : « qu'il aille exposer, sous le couvert de la liberté dont il se réclame, ses théories dans **tout autre pays**, mais qu'on lui interdise de se dire **Français!** »

CORPS CONSTITUÉS DE L'ÉTAT

En raison de l'augmentation constante du nombre des citoyens, tous ne peuvent participer à la direction des affaires; d'accord avec la Collectivité, c'est-à-dire avec l'Etat, ils nomment des délégués, des représentants, qu'ils devraient choisir parmi les plus compétents, les plus dignes, les plus honnêtes : ce sont les *sénateurs*, les *députés*, et par eux, les *ministres* puis, au-dessus d'eux, le *chef de l'Etat*, le *Président de la République*. Et voilà, précisément, comment, bien que les Français aient le suffrage universel depuis plus d'un siècle, ils n'ont pas encore l'instruction nécessaire pour en faire l'application raisonnée et judicieuse; voilà pourquoi ils n'ont jamais été jusqu'à ce jour que les jouets, que les instruments des *meneurs*, pourquoi il est indispensable que l'instruction et

---

(1) On ne saurait trop se défier des ivrognes ou des alcooliques et il est prudent de ne pas le faire sans être accompagné d'un agent.

l'éducation élémentaires, c'est-à-dire nationales, ou les notions premières de l'Economie politique et sociale, leur soient enseignées par tous les moyens.

Ils doivent à leurs concitoyens, par esprit de fraternité ou de solidarité, de déposer un bulletin de vote au moment des élections, car l'homme doit aide et protection à son semblable, et réciproquement.

Tous les citoyens doivent voter ; la chose devrait être obligatoire et effective, c'est-à-dire passible d'une amende ; en cas de récidive, l'amende serait doublée. Mais au nom de la Liberté, ils ont le droit de n'inscrire aucun nom sur le bulletin ou de remplacer le nom inscrit par tel autre quelconque des concurrents. — Voilà la raison, le pourquoi de tous les essais qui ont été et qui sont faits pour garantir le secret du vote et le régulariser.

L'argent, le budget de l'Etat, c'est donc l'argent de tous les citoyens et l'on voit toute l'inconséquence et la mauvaise foi des meneurs qui prêchent l'opposition parce que, après tout, c'est « la princesse qui trinque (ou qui paye) ! »

L'éducation première et le meneur. — Voilà donc l'origine de toute la folie, de tout le crime de « lèse-patrie », des *insoumis*, des *déserteurs*, des soi-disant *anarchistes*, des *sans-patrie*, des *saboteurs*, que les meneurs décorent de noms divers et pourquoi, pour tondre l'électeur plus facilement, ils mettent en avant que les représentants de leur parti qui les soutiennent, qui les poussent même, vont obtenir en leur faveur, à la première occasion favorable une *amnistie* qui les remettra, en cas de condamnation, au même niveau que leurs concitoyens. Et de fait, presque à chaque changement de ministère, on a vu jusqu'à présent des députés ultra-radicaux demander d'un ton larmoyant une *amnistie* en faveur de ces *malheureux égarés* « qui, que....., etc. » L'ouvrier doit *vivre* et *faire vivre les siens de son travail* ; bientôt il va pouvoir débattre librement ses intérêts avec son employeur ; mais il ne doit pas oublier que la Collectivité ou l'Etat ne soutiendra ses droits qu'autant qu'il respectera la liberté de son employeur. Car celui-ci est son concitoyen ; comme lui, il fait partie de la Collectivité ; comme lui, il paie ses impôts *au prorata* des biens que la Collectivité lui garantit ; il a les mêmes droits que lui et s'il paie ses impôts, l'ouvrier doit respecter ses biens et sa liberté.

Police et Tribunaux. — La Collectivité ou l'Etat a codifié toutes les obligations réciproques de l'un envers l'autre de tous ses membres, c'est-à-dire de tous les citoyens. Elle a établi des *pénalités*, et tout le monde doit s'y soumettre, d'où : la *police* et les *tribunaux*.

QUE DOIT-ON ENTENDRE PAR ÉGALITÉ

Tous les hommes sont égaux devant la loi, ce qui ne veut pas dire qu'ils ont droit aux mêmes postes, aux mêmes avantages. Hiérarchiquement, ces droits et ces postes reviennent naturellement aux plus grandes capacités, aux plus grandes qualités.

Quoi qu'on dise, les hommes ne naissent pas égaux. Les uns sont plus intelligents, sont mieux doués, ont plus de mémoire, sont plus aptes et plus résistants au travail ; les autres sont malingres, infirmes, malades. Tous se peuvent perfectionner par l'instruction et chacun rend à la Société des services selon ses aptitudes, sa situation.

L'homme doit être mis à même de vivre et de faire vivre les siens de son travail ; mais son salaire ne peut dépendre que de la quantité et de la qualité de ce travail, d'où la fixation récente du minimum du salaire des ouvriers mineurs en Angleterre.

Le meneur ment donc effrontément et criminellement lorsqu'il vient clamer à l'électeur malheureux, prolétaire et incompétent que, au nom de la Liberté, il a les mêmes droits que n'importe quel autre citoyen. Des devoirs, des obligations réciproques, il se garde bien de lui en parler !

L'ÉDUCATION SOCIALE DU PROLÉTAIRE EST ENCORE A FAIRE

Je terminerai en disant que le prolétaire a encore presque toute son éducation sociale à faire. Plus tard seulement, il comprendra que toutes les lois sociales, dont il ne saisit pas encore la portée, ne sont faites qu'en vue d'aboutir à la liberté et à la pondération de toute la société humaine.

Actuellement encore les adversaires du Gouvernement cherchent à lui insinuer, sans qu'il s'en rende compte, que la loi du repos hebdomadaire n'est faite que contre sa liberté. Chacun n'a-t-il pas, dit-on à l'ouvrier, qui, un ascendant, qui une femme, qui un enfant malade et a-t-il été démontré que, le jour du repos imposé, la maladie pratique, elle aussi, le chômage par pitié ou autrement? Est-ce que le pain, les drogues, le médecin, ne doivent pas être payés?

Or, on se garde bien de parler de Fraternité, de Solidarité. — Qu'est-ce donc que la loi des retraites pour la vieillesse, la loi de dix heures, etc., etc., sinon des jalons pour lui garantir sa place au soleil, sa liberté? L'ouvrier pourra bientôt traiter d'égal à égal avec son employeur, mais comme je l'ai dit, la liberté de l'un et de l'autre est assurée par les lois. Il vivra et fera vivre les siens de son travail qui lui sera payé selon ses aptitudes. Il sera indépendant dans ses heures de liberté qu'il devra employer à compléter son instruction.

Il facilitera aux siens de faire leur instruction aussi grande que possible et même pour quelques-uns d'arriver à une Bourse de l'Etat ou de la Municipalité. Mais là encore, la dure expérience lui aura déjà démontré que cette Bourse n'est possible qu'autant qu'elle est complète, alors que, à Paris surtout, les frais d'entretien dépassent ceux de l'instruction. Il arriverait à se sacrifier, lui et ses autres enfants, pour amener son *boursier* à la porte des Hautes Etudes et n'en faire souvent qu'un fruit sec, un dévoyé.

Que si ses enfants ont développé leur instruction dans leur spécialité au point d'être à même de prétendre, successivement, à n'importe quelle situation, n'est-ce pas là ce qu'on doit entendre par l'*Egalité*? *l'accessibilité* à la plus haute situation par le savoir, par la compétence? Au plus digne!

MORALITÉ DES DERNIERS ÉVÉNEMENTS D'ANGLETERRE

Qu'on n'aille pas croire que j'avance là une idée révolutionnaire? Est-ce que les événements si graves qui viennent de se dérouler en Angleterre et qui se renouvellent actuellenent, à la fin de mai 1912, pour une autre corporation, n'en sont pas la démonstration la plus évidente, la consécration la plus absolue?

Est-ce que la Chambre des Lords — qu'on médite bien ce fait en France — n'a pas reconnu que les griefs des ouvriers mineurs étaient fondés et que le prolétaire avait droit à la journée de *huit* heures, au minimum de salaire, etc.?

Mais alors, n'y a-t-il pas à redouter, comme je le disais, que toutes ces revendications, en se généralisant, n'aboutissent à une révolution générale avec tous ses aléas et ses excès, alors que la révolution lente, progressive, pourrait encore être amenée par l'association du capital et du travail? Ne nous manque-t-il pas chez nous l'instruction. et l'éducation nationales? La question est beaucoup plus grave qu'on **ne** pense et mérite qu'on s'y arrête et qu'on l'examine sous toutes ses faces!

Je ne puis que renvoyer à mon autre mémoire sur « la dépopulation en France ».

Les législateurs de la grande Révolution, en décrétant les « droits de l'homme », ne devaient-ils pas escompter une instruction et une éducation nationales progressives mettant le citoyen en état de distinguer ses devoirs de ses droits?

La question de la réforme électorale nous fait voir que le progrès réalisé est bien minime.

LA TABLE DES « DROITS DE L'HOMME » ET L'ÉDUCATION NATIONALE — DES JURYS DE COURS D'ASSISES

On en trouve une autre preuve dans la constitution des *jurys* de cours d'assises. Ne devrait-on pas — **ce** qu'on ne fera pas parce qu'on considérerait la chose comme une *atteinte à la souveraineté du peuple !* — ne devrait-on pas, dis-je, mettre l'intérêt public au-dessus de ces considérations absolument fausses et cela, *jusqu'à ce que* l'instruction et l'éducation nationales fussent *suffisantes*, remettre l'application des pénalités de la criminalité, entre les mains des juges qui, eux, ne pourraient plus qu'appliquer la loi (1). La chose n'est-elle pas reconnue par les jurés eux-mêmes qui, sentant constamment leur incapacité et ses conséquences, demandent que la délibération du jury soit soumise au tribunal avant tout jugement et que par une discussion plénière l'accord le plus parfait existe entre le tribunal et le jury?

La souveraineté du peuple ! la Liberté ! l'Egalité ! Ne sait-on pas qu'actuellement encore, les listes des jurés sont établies par une Commission qui élimine tout d'abord, et cela avec raison, les électeurs qui ne seraient réellement pas à la hauteur de leur mission? Et pourtant, le législateur n'exige du juré que de se prononcer selon sa conscience !

Eh bien ! est-ce que là, encore, ce n'est pas une occasion, la seule peut-être, où l'ouvrier, le prolétaire, se trouvant en quelque sorte extériorisé devant la mort, soit à même d'entendre et de comprendre la chose ?

Mais, est-ce à dire pour cela que l'ouvrier, que le prolétaire est devenu maître de la situation? assurément non.

La liberté se trouve universalisée, mais à chacun ses droits, et les lois sont là pour le lui rappeler au besoin !

L'instruction et l'éducation nationales nous font encore défaut; par elles seules, l'ouvrier français peut être mis à la hauteur de la situation : assez de péroraisons, à l'œuvre !

LE PROLÉTAIRE OU SA FEMME A LA SALLE DES MORTS OU DES VEILLÉES

On ne manquera pas, je le répète, de me dire que cette si longue digression n'avait, assurément pas, sa place ici. (V. p. 63.)

------

(1) Les événements si malheureux et si démoralisants qui viennent de se produire, qui menacent de se reproduire, n'en sont-ils pas la démonstration la plus évidente?

Je ne puis que répondre que c'est là une des rares circonstances qui soient données de converser utilement avec le prolétaire que la mort maintient un moment désemparé et sans volonté. C'est peut-être même le seul moment propice.

Je ne prétends pas, assurément, par là, que tout le temps libre dont dispose l'ouvrier, il le passe chez le marchand de vins. Evidemment, non — Il y a des exceptions à toutes les règles. — Mais à ce sujet, qu'il me soit permis d'affirmer que si l'ivrognerie est une des causes les plus terribles de la disparition hâtive de la race, on ne peut voir qu'avec peine nos législateurs, nos magistrats, nos médecins-experts eux-mêmes, trouver dans l'ivresse une atténuation de la faute ou du crime, une circonstance atténuante ! J'estime, au contraire, que jamais l ivresse ne doit être considérée comme une circonstance atténuante. Elle doit être réprimée impitoyablement, mais sans faiblesse. Il faut que l'homme fasse un effort, au contraire, pour sortir de cet état d'infériorité qui deviendra bientôt de l'abjection — et pour les siens et pour toute la Société — et qu'il soit bien convaincu que loin de lui attirer une certaine indulgence, cet état d'ivresse lui amènera une pénalité plutôt exemplaire, quoique juste.

A lui, à faire le nécessaire pour s'en déshabituer !

Dans la salle des veillées, plus que partout ailleurs, le prolétaire et sa femme comprendront certainement toute la justesse de ces observations : peut-être même y trouveront-ils, hélas! la confirmation des terribles effets de l'alcoolisme sur la descendance immédiate dans la mort fatale de ce pauvre enfant dont ils font la veillée suprême du corps?

EFFET DE LA VOLONTÉ — NAPOLÉON ET LE VIEUX GROGNARD

Allons, mes braves gens, il ne faut pas, *banalement*, vous désespérer ! *une forte résolution ;* que tous les deux y participent et vous pouvez encore sortir de l'ornière !

N'oubliez pas ce vieux grognard que Napoléon allait voir dans sa prison et qui, quelques heures plus tard, devait être fusillé !

La loi était formelle — malgré toutes ses pré-

cautions, toutes ses résolutions, il avait été sur-
pris, en service, en état d'ivresse. — Malgré toutes
ses blessures, toutes ses décorations, lui, le *vieux
grognard*, allait subir ce qu'il appelait la *fatalité*!
Napoléon lui fit grâce sous la condition qu'il prît
l'engagement solennel de ne plus boire jamais !

Il a tenu parole. Jamais plus, une goutte d'alcool
ou de boisson fermentée n'approcha ses lèvres !

Il se plaisait à rappeler ce fait pour exalter ce
qu'il appelait « la magnanimité du *petit Caporal* ».

Que si votre mari, ma pauvre femme, n'a pu venir, relisez ces lignes et, s'il boit, tâchez de les lui
faire lire à jeun !

COMPLÉMENT DU MÉMOIRE DE NOVEMBRE 1911 :
« DE LA CRÉMATION »

Je crois devoir rappeler à nouveau que je me
suis toujours préoccupé de rester en dehors de
toute idée politique ou confessionnelle. Rien dans
la crémation n'est en opposition avec les religions,
quoi qu'on dise. La religion catholique, à son
apparition, ne faisait aucune opposition à la
crémation, qu'elle-même utilisait, et si elle s'est
rangée définitivement à l'inhumation déjà employée chez les juifs, c'était dans un but d'éga-
lité et pour la mettre à la portée de toutes les
classes (1).

-----

(1) Il ne faut pas oublier que dans l'antiquité, la *Crémation*,
l'embaumement par momification, ne pouvaient être à la
portée que des puissants et des riches. Voir :

Zoroastre, Confucius et Mahomet, *Pastoret*, 1788;

Les Tombes d'Egypte, — nouvelles recherches dans les né-
cropoles de Memphis et de Thèbes. *A. Mattey*, 1872;

Histoire des inhumations chez les peuples anciens et
modernes. *D* *Favrot*, 1908 ;

Traité théorique et pratique de législation, de doctrine et
de jurisprudence sur le monopole des inhumations et des
pompes funèbres, précédé d'un historique du « monopole »
chez les Egyptiens, les Grecs et les Romains. *Gaubert*, 1875
(2 volumes in-8°);

Les Tombeaux, ou Essai sur les sépultures. *P. Giraud*, an VII;

Rapport sur les sépultures, du citoyen *Cambry*, an VII;

Des Sépultures. *Amaury Duval*, an IX.

Aujourd'hui les populations sont plus denses, l'hygiène publique qui impose déjà la crémation dans certains cas (Guerre, Epidémies), l'imposera d'une façon définitive lorsque son application sera reconnue tout à fait pratique, et autant dire qu'elle l'est actuellement. Les progrès de la science ont successivement démontré et démontrent tous les jours les inconvénients et même les dangers de l'inhumation; autrefois, l'établissement des cimetières autour des églises; de tout temps, la pollution des nappes souterraines, des sources, des puits et même des terrains (1); tout dernièrement les conséquences aussi lamentables que nocives pour la santé publique, des inondations (2). Les monuments rituels accolés au crématorium, les catafalques à ascenseur dans les églises et dans les temples permettent de respecter toutes les croyances, tous les intérêts. L'inhumation restera facultative, mais elle devra observer les règles de l'hygiène; la fosse commune est justement condamnée.

UTOPIE HIER, RÉALITÉ AUJOURD'HUI

Je puis affirmer aujourd'hui que les transformations que je n'ai fait, en quelque sorte, que signaler dans mon Mémoire de 1911 et que quelques-uns qualifiaient d'utopies, sont entrées nettement dans le domaine des « réalités ». Elles peuvent être faites avec une *très grande économie*, d'autant plus que la disposition du crématorium du cimetière du Père-Lachaise permet de s'arrêter à n'importe quel moment et de limiter ainsi les dépenses.

---

(1) Terrains maudits si connus des cultivateurs.

(2) *Pamiers* (Ariège) le 14 juillet 1912 : Un violent orage a éclaté la nuit dernière sur la région... Sur une longueur de 20 mètres, le mur du cimetière a été renversé... Des débris de crânes, de tibias, arrachés des tombes, ont été roulés jusqu'à une rue voisine dont la déclivité est très accentuée...

TRANSFORMATIONS ÉCONOMIQUES DU CRÉMATORIUM

Les inscriptions murales, pas plus que les vitraux des fenêtres, n'offrent de difficultés (1).

PARTIE MUSICALE

En ce qui concerne la partie musicale, l'espace réservé aux artistes doit être en contre-bas. L'entrée peut s'en faire soit par quelques degrés ou marches, soit par le sous-sol et il doit être masqué par un muret ornementé (*Voir le Mémoire de 1911, page 8*), mais l'orgue et les chanteurs sont supprimés. On ne conserve qu'un violon, un violoncelle et une harpe, étant bien entendu qu'on n'aura que des artistes et non des professionnels.

Je reste absolument convaincu que la Ville de Paris n'aurait pas à intervenir dans les dépenses, bien que la rémunération par les familles en serait absolument facultative ; la somme nécessaire serait fournie par des dons volontaires.

Mais des artistes coûtent cher ; il y a actuellement de trois à quatre crémations par jour et bien que les artistes aient leurs soirées libres, on ne peut guère compter que sur un minimum de 1.000 francs par mois, soit 12.000 francs par an.

Aujourd'hui ces dépenses peuvent être, non seulement considérablement réduites, mais les auditions musicales peuvent être d'une régularité absolue, automatiques, grâce au « Phonographe Pathé ». Rien de plus facile, en effet, que d'enregistrer les auditions de trois bons artistes d'après un programme adopté et élaboré par une commission compétente.

D'autre part, les crématoriums régionaux qui ne manqueront pas de se développer, de même que ceux de nos colonies et des pays de langue française, pourront adopter les mêmes morceaux

---

(1) Je ne saurais trop insister sur l'importance d'étendre cette mesure aux quelques monuments ou établissements où l'homme se trouve, pendant quelques instants, isolé, extériorisé, en face de vérités que les hasards de la vie ne permettent plus, que difficilement et rarement, de lui faire connaître, d'où toute l'importance de l'instruction et de l'éducation nationales.

et être approvisionnés des mêmes rouleaux qui deviendront ainsi d'autant meilleur marché qu'ils seront plus nombreux. Or, si je ne me trompe, un rouleau bien conditionné peut donner un *millier d'auditions.*

Il y a donc lieu, *avant toute autre démarche*, à soumettre la question au Conseil Municipal qui nommera une Commission pour résoudre la question.

FOURS INCINÉRATOIRES

On peut disposer un catafalque à ascenseur pour le transport du cercueil au four incinératoire et pour le retour des cendres. Les deux fours à marche continue n'ont pas à être déplacés. Ils peuvent être masqués à la vue des assistants par un muret assez élevé; on peut ménager sur le côté un passage approprié pour les représentants de la famille qui doivent assister à l'introduction du cercueil dans le four incinératoire, à la sortie des cendres et à leur introduction dans l'urne (1). Il doit être aménagé un fauteuil dans le cas où l'un des représentants voudrait rester présent tout le temps de l'incinération et on devra tenir à la disposition de ceux-ci des lunettes à verres noirs.

J'ai assisté, avec l'autorisation de la famille, à l'incinération du cadavre d'un homme d'une certaine corpulence. L'opération a duré cinquante minutes. La combustion était complète et à part les cendres (d'une grande blancheur) des gros membres qui avaient conservé leurs formes qu'ils perdaient dès qu'on les touchait, il était impossible de reconnaître celle d'aucun organe.

L'impression que j'ai mentionnée à la page 30 de mon Mémoire de 1911, ne pouvait tenir qu'à l'émotion très compréhensible de l'assistant ou à ce que le four n'était pas assez chaud.

Quant à l'action du feu sur les muscles, les détails qui en ont été fournis avec tant d'abondance jusqu'ici ne provenaient assurément que d'une imagination considérablement surexcitée. On ne peut absolument rien distinguer pendant un certain temps après l'in-

____

(1) L'aménagement définitif n'en serait fait évidemment que par l'architecte de la ville.

troduction du cercueil dans le four, sinon un dégagement considérable de vapeurs; on aperçoit plus tard, par les regards, le charbon de la bière qui conserve sa forme tant que les parties molles du cadavre ne sont pas consumées.

La durée de l'opération (de 50 minutes) peut être abrégée, non par une élévation de température qui présenterait les inconvénients indiqués, mais en multipliant les points de contact du cercueil sur son support, ce qu'il est facile de faire sans la moindre profanation.

J'avais proposé de placer entre le cercueil et le support quatre ou cinq cales en terre réfractaire pour permettre à la flamme de circuler en-dessous; MM. Toisoul, Fradet et Cie m'ont fait voir un plan portant ces cales (1).

Quoi qu'il en soit, cette durée n'aura plus rien d'exagéré lorsque tous les aménagements que j'ai indiqués seront opérés. On devait chercher à se rendre compte de la possibilité de diminuer l'usure intérieure du four à la température de 1.300 degrés environ en présence de l'eau des tissus qui se volatilise très rapidement; ce renseignement ne pouvait guère être fourni que par les professionnels ou par ceux qui dirigent les hauts fourneaux.

Aussi, je me suis adressé à MM. Schneider et Cie du Creusot, qui m'ont envoyé une véritable consultation; je ne crois pas mieux faire que d'en donner ici la teneur.

« 1º Pour la température de 1.250-1.300 degrés, de bonnes briques réfractaires ordinaires, comme celles provenant des fabriques de Bollène, peuvent suffire.

Elles ont même un avantage sur les briques de magnésie, car celles-ci sont très sensibles aux alternatives de chauffage, de refroidissement et d'humidité pendant les arrêts. Ces dernières semblent donc devoir être déconseillées.

____

(1) Qu'il me soit permis d'adresser à ces messieurs ainsi qu'à *M. Mittau* mes remerciements les plus sincères pour la grande amabilité avec laquelle ils m'ont donné tous les renseignements qui les concernaient.

2o Le support en tôle fait avec des aciers à haute teneur en nickel (au moins 25 0/0) serait évidemment à recommander pour éviter en partie l'oxydation, mais il est impossible d'éviter celle-ci entièrement à ces hautes températures. Avec l'acier au nickel, l'oxydation serait sans doute moins rapide, mais la légère prolongation d'usage qu'on pourrait obtenir par rapport à l'acier ordinaire, ne semblerait pas suffisante pour compenser la différence de prix entre ces deux catégories d'acier. A notre avis, en envisageant la question au point de vue du prix de revient, c'est encore l'acier ordinaire qui donnerait les résultats les plus économiques. Une addition de chrome serait inutile.

3o La durée de l'opération (50-55 minutes) pourrait sûrement être quelque peu réduite par un léger mouvement d'oscillation du support; ceci serait du reste facile à réaliser par divers moyens, notamment en rendant mobile la sole réfractaire du four qui peut être portée par un système mécanique éloigné du feu.

Il serait très difficile de donner seulement le mouvement au support en tôle, car la température de 1.250-1.300 degrés le rend mou et excessivement malléable, et il se déformerait, s'il n'était supporté par la sole en maçonnerie. »

DES PROGRÈS RÉALISÉS DANS LA CRÉMATION EN 1912

Dans le rapport qu'il a fait à l'Assemblée générale du 19 mai 1912 et qui est publié dans le Bulletin de la Société de propagation pour l'incinération, notre dévoué Secrétaire Général, M. Georges Salomon, nous a donné des détails très intéressants sur les progrès de la crémation dans le monde entier.

Je dois, d'autre part, une mention spéciale à l'inlassable activité du Président de la Société de Crémation de Genève, M. Burkardt Reber, dont le *Genevois* du 15 mai 1912 a fait un éloge aussi intéressant que mérité.

La Suisse a opéré 7.750 incinérations de 1889 à

la fin de 1911. Elle avait alors neuf crématoires qui vont se trouver augmentés de quatre nouveaux dont un merveilleux, dit-on, va être inauguré à Aarau.

Nous n'avons à Paris que celui du Père-Lachaise, mais nous ne tarderons pas à en avoir d'autres avec tous les aménagements modernes. Ce dernier comprend, comme je l'ai dit en 1911, deux fours incinératoires à marche continue. Le troisième four, dit de secours ou de réserve, n'est qu'intermittent et ses essais seuls en ont été faits jusqu'à ce jour ; il est également à base de gaz pauvre. Il ne semble pas pouvoir donner des résultats aussi satisfaisants, en raison de l'exiguïté du local et conséquemment de ses organes principaux. La durée de l'incinération est elle-même beaucoup plus grande.

Il ne faut pas oublier que jusqu'à ce jour, ces fours ont servi pour tous les essais.

Le premier était, d'après le système Gorini qui était intermittent, chauffé au bois et ne dépensait pas plus de sept à huit francs par opération. Il était suffisant pour Rome et pour Milan. La durée de l'opération était près du double de celle actuelle ; on se rendit bientôt compte de son insuffisance absolue pour un service continu.

Les ingénieurs présentèrent un projet qui dérivait du four Siémens (lequel dépensait 175 francs par incinération) et du four Gorini ; MM. Toisoul, Fradet et Ce furent chargés de sa construction en 1885. En 1887, M. Mittau en construisit un à marche continue également, d'après les plans de l'ingénieur Fichet. Les deux fonctionnent encore actuellement.

Il vient d'être construit par la maison Mittau au Crématorium de Lyon, un four incinératoire intermittent à base de gaz pauvre, mais avec tous les perfectionnements du jour. Il ne se produit plus rien des fumées noires de nos fours, et on arrive à une économie considérable de combustible. La durée de l'opération est légèrement plus grande qu'à Paris, mais on ne ressent plus aucun incon-

vénient du dégagement brusque des vapeurs lors
de l'introduction du cercueil dans le four.

Je ne dis rien des « fours électriques » dont
l'application n'offre encore rien de pratique ni
d'économique.

DES RÈGLES A IMPOSER POUR L'INCINÉRATION

Il me semble nécessaire d'imposer les instructions générales suivantes pour l'incinération :

1° La variété ou essence du bois blanc, ainsi que
son épaisseur, seront indiquées ; tout emploi de
clous ou de vis est prohibé ;

2° Le corps doit se trouver enveloppé d'un linceul ou d'un drap ; la tête peut être maintenue au
moyen de chevilles et d'un support en bois ayant
la forme d'un croissant ;

3° L'administration des pompes funèbres doit
tenir à la disposition des familles des cercueils
en chêne, doublés de zinc ou de plomb, à couvercle
mobile et à façade à charnières, de façon à y faire
glisser facilement le cercueil en bois, et se prêtant
ensuite à une désinfection pratique. On pourrait,
de la sorte, placer entre les deux cercueils les
absorbants et les désinfectants indiqués par le
Conseil d'Hygiène, et si, pour une cause quelconque, il y avait retard dans la crémation, le
cercueil pourrait attendre.

Les mêmes instructions concerneraient évidemment les corps amenés du dehors. Le couvercle
devrait être maintenu par des vis faciles à enlever.

DE L'IMMERSION PENDANT LES TRAVERSÉES

La question (1) paraissait effectivement très
simple, mais en réalité elle présentait de grosses
difficultés. D'abord l'installation à bord d'un four
incinératoire qu'on pouvait peut-être combiner
avec les chaudières, n'avait pas encore été soulevée
et jusqu'à ce que l'installation en parût pratique,
ce qui impliquait qu'elle aurait été d'abord étudiée,
il n'y fallait pas songer.

---

(1) Voir « la Crémation », p. 25.

Eh bien ! les spécialistes affirment que la difficulté n'existe plus et que l'installation d'un four incinératoire est aujourd'hui possible et tout à fait pratique dans nos nouveaux transatlantiques. *Ils s'offrent à en faire la démonstration.*

L'incinération à bord ne paraît présenter d'importance — jusqu'à nouvel ordre, du moins — que pour les grandes traversées.

DE LA CONSERVATION PAR LE FROID

Pour les trajets d'une douzaine de jours, il paraît suffisant d'employer des chambres refroidies à l'instar de celles qui sont installées à bord des principaux transatlantiques pour les denrées alimentaires ; comme pour elles, une température de 3° ou 4° pendant le reste de la traversée serait suffisante. Les appareils d'Audiffren-Singrün produisant 1.500 frigories à l'heure sont de plus en plus appréciés dans l'industrie. Le *Cryostat* du docteur Répin, de l'Institut Pasteur, à base d'acide sulfureux (1) conviendrait tout spécialement, mais à cause des fuites possibles, l'acide sulfureux est, paraît-il, prohibé à bord des transatlantiques.

On pourrait installer à proximité de l'infirmerie une case refroidie pouvant loger cinq ou six cercueils sous plomb, ce qui garantirait de toute odeur et de tout danger, même pour les corps des décédés à la suite de maladies épidémiques. Au port de débarquement, le paquebot accosterait le lazaret où il y aurait un crématorium, ou bien le cercueil serait dirigé sur un crématorium désigné d'avance. Après incinération, l'urne serait transportée, par les moyens prévus, à sa destination définitive.

Evidemment, il y aurait à tenir compte, à l'occasion des grandes traversées, des règlements administratifs d'hygiène pour le rapatriement du

____

(1) Voici quel en est le principe :
Le camphre naphtolé est liquide et dissout 30 0/0 de son poids d'acide sulfureux qu'il restitue à 100° ; l'ébullition du camphre ne se produit qu'à 204°, alors que l'acide sulfureux bout à — 16°.

corps de tout individu mort aux colonies ou en pays étranger ; mais les conditions n'étant plus les mêmes, les garanties restant complètes, la question n'est plus insoluble.

Dans tous les cas, toute question d'embaumement provisoire préalable, ne me semble pas avoir de raison d'être.

DES PRÉJUGÉS

Il paraît qu'une des plus grosses difficultés a résidé jusqu'à ce jour dans les préjugés. Beaucoup de voyageurs, et parmi les plus riches, ne s'embarqueraient pas s'ils pouvaient songer qu'un mort pût voyager à côté d'eux ou voisinât, du côté des chambres de refroidissement, avec les victuailles du bord.

Aujourd'hui, toutes les croyances et convictions étant respectées, la question est tout à fait à point et, alors qu'autrefois personne n'aurait osé protester contre l'immersion en cours de route, parce qu'on la reconnaissait fatalement indispensable, aujourd'hui qu'on la sait pratiquement possible, on la discute et on veut la faire aboutir.

On ne doit pas perdre de vue qu'on ne peut rien sans l' « Opinion publique » ; il faut donc la préparer et, là encore, la Presse a son rôle merveilleux à tenir.

Il est à souhaiter que l'initiative en soit prise par les *Compagnies françaises*.

DU CULTE DES MORTS (1)

La terrible catastrophe du *Titanic* du 15 avril 1912 rend toute l'actualité à la proposition émise dans

---

(1) *Lors de l'établissement des plans d'une mairie*, les devis seraient-ils de beaucoup plus élevés si l'imagination des personnes qui viennent déclarer une naissance ou une mort était quelque peu éveillée et sollicitée ?

Ne pourrait-on faire une seule salle, mais de grandes dimensions, pour les déclarations des naissances et des décès ?

Au fond, au milieu et à gauche, une fresque représentant la naissance de l'homme avec tous les attributs de l'avenir, avec les voies qu'il peut parcourir : lettres et poésie, sciences,

mon Mémoire de 1911 (1) et qui est devenue aujour-
d'hui tout à fait réalisable.

EXPLOITATION PAR L'ÉTAT DES ÉMAUX FUNÉRAIRES
IMPORTANT REVENU POUR LE TRÉSOR

Sous la direction et la surveillance du Gouvernement, les cendres des incinérés peuvent être in-
corporées(2) à des fondants permettant d'obtenir,
d'après la photographie du défunt un émail inal-
térable de 14 à 90 m/m et au-dessus, des agrandis-
sements de toutes grandeurs, des bustes : on peut
également, avec les cendres, faire tels décors que
l'on jugera nécessaires pour les columbariums.
Chaque urne aurait un émail scellé au-dessus du
nom du défunt (3) et chaque case du columbarium
porterait facultativement le même portrait émaillé
qui ne pourrait être visible que des personnes
intéressées (chose extrêmement facile et simple).

En même temps que la déclaration du décès à
la mairie et l'indication de la crémation ou du
mode de sépulture, on indiquerait le nombre

---

arts, industrie et commerce, agriculture, guerre, marine,
colonisation ; au-dessous, dans un chemin défoncé, aboutissant à une fondrière, le crime et l'alcoolisme.

A droite, la fin du cycle de la vie. L'homme au pinacle de
la gloire avec tous les attributs des lettres, de la poésie et de
toutes les autres branches énumérées.

Plus bas, la justice et les pénalités ; la criminalité et sa
répression inexorable ; le bagne et la peine de mort ; l'alcoolisme, la famille de l'alcoolique, l'asile, la folie rouge, la
mort.

A gauche, le bureau des déclarations des *naissances* avec, par
derrière et masquées par une cloison, les diverses réparti-
tions des dossiers, de la comptabilité, etc.

A droite, le bureau des déclarations des décès, avec la
même disposition.

Les employés chargés du service du public devraient avoir
la tenue des huissiers des ministères. Quant aux frais nécessités, ne pourrait-on pas, en raison de leur importance, les
répartir, au besoin, sur plusieurs exercices, ou bien ne procéder aux embellissements adoptés, que successivement et par
parties?

(1) Voir « la Crémation », p. 38, 9°.

(2) En petite proportion.

(3) En raison du temps et des frais nécessités, ces deux
émaux ne seraient pas obligatoires.

d'émaux qui serait ou porté sur le testament ou demandé par la famille, en y comprenant, ou non, les deux dont il vient d'être parlé.

La délivrance et la transmission dépendraient du ministère des finances et seraient réglementées; les prix seraient grevés d'un impôt en rapport avec les contributions, ce qui constituerait un revenu important pour l'Etat. Les types les plus petits seraient tenus, à des prix aussi réduits que possible — et très abordables —, à la disposition des ouvriers. Les indigents, moyennant certaines formalités assez sévères pour constituer une véritable garantie, pourraient en recevoir dont ils paieraient une partie ou même que les municipalités leur feraient distribuer gratuitement.

Le testateur pourrait les léguer comme les tableaux de famille, à la conditition que le légataire s'engageât à les rendre au notaire pour être détruits légalement et sans frais, lorsque le nouveau propriétaire ne verrait plus d'intérêt à les conserver.

Les émaux seraient passibles des droits de succession.

MODIFICATION DE LA LÉGISLATION — LA CATASTROPHE DU " TITANIC "

Je ne suis pas sans savoir qu'un simple particulier, s'il peut disposer — dans les conditions exigées par la loi — du cercueil ou de l'urne, ne peut les ouvrir ni toucher aux ossements ou aux cendres; — mais comme ici, l'Etat ne s'en dessaisirait pas, les formalités ne semblent pas devoir être insurmontables. L'artiste devrait être agréé par l'administration qui — en échange de certaines garanties — lui donnerait le monopole.

L'émail porterait, avec l'estampille de l'Etat et un numéro d'ordre, les initiales des prénoms et le nom du défunt avec les deux dates de la naissance et de la mort.

On aurait pu, dans la catastrophe du *Titanic*, incinérer les corps repêchés et en incorporer une partie des cendres dans des émaux qui n'auraient pas renfermé, évidemment, les cendres du disparu représenté par la photographie, mais qui auraient rappelé, mieux qu'un chiffre, la date du sinistre.

Je suis à même de présenter au Conseil municipal de Paris des spécimens de ces émaux d'après telle photographie que l'on voudra.

Les spécimens qu'on m'a fait voir peuvent constituer, comme fini, les œuvres d'art les plus délicates. Quoi qu'il en soit, et quoi qu'on dise, aucune difficulté ne se présente dans la manipulation.

Les cendres du corps seraient remplacées par celles d'ossements animaux dont les attributions chimiques sont identiques à celles des ossements humains (1).

Si, comme il est dit, l'endroit de la sépulture est laissé à la volonté du défunt ou de sa famille, le transport du cercueil ou de l'urne doit en être immédiat et direct; tout arrêt, même de peu de durée, ne peut se faire que dans un cimetière public.

L'URNE NE PEUT ÊTRE CONSERVÉE QUE DANS UN CIMETIÈRE OU UN COLUMBARIUM

On ne peut donc, comme le demande le distingué Président de la Société (2), M. le Pr Barrier, mettre l'urne à la disposition de la famille. Il y aurait trop d'inconvénients que le manque d'espace ne me permet pas d'énumérer. L'obligation de maintenir l'urne dans un columbarium ou dans un monument peut seule assurer l'indépendance absolue des cendres et les mettre à l'abri de toute

---

(1) Les émaux actuels peuvent se conserver beaucoup plus longtemps qu'autrefois, sinon indéfiniment dans les columbariums. Le métal est mieux et plus solidement recouvert; par lui-même, il ne peut plus s'oxyder aussi rapidement grâce à l'emploi du cuivre ou d'un métal inoxydable à froid, en dehors de l'humidité.

On verra, pour le savant qu'on voudra honorer, mettre dans son urne la nomenclature de ses œuvres, non plus sur parchemin, mais sur des feuilles de nickel recouvertes d'un vernis.

(2) Pour la propagation de l'Incinération.

profanation quelconque; il pourrait en être autrement dans le cas contraire.

DES COLUMBARIUMS PUBLICS OU PRIVÉS

Les nombreux monuments allemands et suisses existants nous donnent de très beaux spécimens de crématoriums et de columbariums publics ou privés. Je dois à l'obligeance du Président de celui de Dresde la reproduction de ce crématorium et de celui qui était à l'Exposition d'Hygiène de 1911, ainsi que des principaux monuments crématoires allemands. De même, j'ai reçu du Président du crématorium de Genève, avec les dessins du monument complet, ceux des différents crématoriums et columbariums de la Suisse. Ils ne sont pas similaires et sont fort beaux.

Les artistes qui participeront au concours que ne manquera pas d'organiser la ville de Paris auront de quoi s'inspirer, tout en tenant compte des modifications apportées au monument du Père-Lachaise, ou projetées. Ils consulteront aussi, non sans intérêt, je crois, les plans de l'architecte P. Giraud, dans son projet de l'an VII: « les tombeaux ». Dans un but de moralité, Giraud mettait très en vue la sépulture des criminels, avec une inscription très apparente : « sépulture des criminels ». Elle consistait en un réservoir dans lequel on devait jeter pêle-mêle leurs cendres. Dans son projet, il autorisait néanmoins les familles à réclamer les corps de leurs malheureux membres pour leur donner une sépulture isolée. La chose est-elle juste et possible ? c'est discutable !

J'ai vu au cimetière du Père-Lachaise différents columbariums privés qui n'ont rien d'artistique. Les uns consistent en une concession ordinaire d'un mètre dans le caveau de laquelle les urnes doivent être disposées symétriquement; au-dessus un monument ordinaire. Quelques-uns surmontent d'anciens monuments ou les pierres tombales existantes. L'administration exige, dans ce cas, un monolithe dans lequel les urnes sont disposées généralement par deux : les parois doivent avoir dix centimètres dans leur plus faible épaisseur.

COLUMBARIUM PRIVÉ MODERN'STYLE

Il existe, depuis peu de temps, un columbarium
« genre modern'style » surmonté d'une flamme
dorée et ayant deux rangées de quatre cases pour
les urnes (1). La concession doit être d'un mètre
et le terrain resté libre doit recevoir, sans doute,
des fleurs, du gazon, etc.

DES FOURS INCINÉRATOIRES DES DÉTRITUS
DES CIMETIÈRES

Il n'en existe que deux qui rendent de grands
services : l'un au cimetière de l'Est (Père-Lachaise),
l'autre au cimetière du Sud (Montparnasse). Pour
les autres cimetières, les détritus des couronnes,
des fleurs, etc., sont enlevés par un entrepreneur ;
les autres détritus sont envoyés au cimetière du
Père-Lachaise où ils sont incinérés.

EMBLÈME NATIONAL

La question de la fleur (ou de l'emblème) nationale me paraît essentiellement pratique et réalisable.
La plante doit être assez commune pour être à la
portée de tous, c'est-à-dire, être populaire ; elle doit
pousser facilement dans tous les terrains et la fleur
doit être de quelque durée ; enfin elle ne doit pas
avoir ou à peine d'odeur.

Le « chrysanthème des jardins » me paraît répondre à ces conditions, d'autant plus qu'il y en
a de toutes les couleurs. En fait de variétés, on
s'arrêterait à une seule espèce se rapprochant
le plus possible des variétés primitives dont
l'esthétique me paraît préférable.

On pourrait même adopter la variété *jaune d'or
brillant*.

Pourquoi n'adopterait-on pas également pour
l'enfance, jusqu'à quinze ans — le blanc ;

---

(1) Voir à la quatre-vingt-treizième avenue, à l'angle presque
de l'avenue Carette et de l'avenue transversale n° 3.

DIMENSIONS DES URNES. — Les urnes administratives sont
nécessairement d'un seul style et ont 0 m. 48 de longueur
sur 0 m. 28 de largeur et 0 m. 24 de hauteur. Mais pour les
columbariums privés elles peuvent avoir la forme d'urnes
antiques ou autres et recevoir tels ornements que l'on veut.

Pour l'adolescence : de quinze à vingt-deux ans
— le rose tendre ;

Pour les célibataires, hommes ou femmes, à
partir de vingt-deux ans — le mauve argenté ;

Pour les mariés, de tout âge — le jaune d'or ;

Pour les veufs ou les veuves — le violet.

Il serait adopté un seul bouquet (moyen) de
chrysanthèmes qui serait déposé sur le cercueil et
qui serait incinéré en même temps que lui.

Le chrysanthème présente pourtant un inconvénient assez grave ; il ne fleurit pas toute l'année
ou alors les fleurs ne sont plus à la portée de
toutes les bourses et il ne paraît pas pratique
de le conserver desséché.

Pourquoi ne lui préférerait-on pas la *rose* dont
on spécifierait l'espèce, et qui serait assez commune pour être populaire ? — Elle possède, elle,
l'avantage d'être desséchée facilement pour être
conservée et son coloris est assez varié.

On pourrait encore adopter une plante à feuil-
lage épais et toujours vert, à l'instar du buis, et
sans odeur, *telle qu'une* des variétés du laurier.

Il va sans dire que ces indications ne sont données ici qu'à titre d'amorce, si je puis m'exprimer
ainsi, et qu'il appartient à la Commission seule de
prendre une décision à ce sujet (1).

DES GARANTIES DE LA CRÉMATION,
NOTAMMENT AU POINT DE VUE MÉDICO-LÉGAL

Je n'ai pas à revenir sur *l'impossibilité* de la
crémation en état de *mort apparente*. Le médecin

---

(1) Le luxe développé aux sépultures prend des proportions
vraiment exagérées. Si le défunt est catholique et selon sa
situation sociale, le char funèbre est chargé non plus de couronnes, mais de croix en fleurs naturelles.

Le lendemain ou le surlendemain, toutes ces fleurs sont
réunies en un tas pour disparaître au bout de quelques jours.

L'argent employé ainsi ne pourrait-il pas être mieux uti-
lisé, dans un but philanthropique ou autre ?

En ce qui concerne la crémation, ne pourrait-on pas insinuer que, au moins provisoirement, il ne serait toléré qu'un
seul bouquet qui serait incinéré avec le corps et que l'argent
qu'on voulait destiner aux fleurs serait employé pour diminuer les frais de la cérémonie ?

vérificateur, le médecin inspecteur, sans compter le médecin traitant, puis l'autopsie, en sont la garantie la plus absolue.

De même, au point de vue médico-légal, les objections si troublantes du Pr Brouardel me paraissent avoir perdu toute leur valeur:

« 1º en cas d'empoisonnement; 2º en cas d'accusation d'empoisonnement, la crémation faisant disparaître toute trace de poison. »

Au moment de la déclaration du décès, l'officier de l'Etat civil en avise d'urgence, par la voie la plus rapide, par téléphone, si possible, le médecin inspecteur et le juge de paix.

Le médecin vérificateur qui est prévenu également, fait déjà une enquête discrète et sommaire et en fait un rapport verbal.

Le médecin inspecteur, après en avoir référé au médecin vérificateur, reprend l'enquête de son côté et décide avec lui et avec le médecin traitant du moment de l'autopsie.

. Un examen sommaire des organes principaux pourrait être fait avec les parties prélevées, s'il y avait lieu, en même temps qu'un essai physiologique sur une grenouille, une souris, un cobaye.

De son côté, le juge de paix dont les attributions, dans ce cas, sont nettement définies, procède à une enquête qui prend le développement qu'il juge nécessaire de lui donner.

En cas de doute, et à la majorité des voix, la crémation est refusée et l'inhumation — au moins provisoire — est imposée.

Si l'essai physiologique (1) donne un résultat négatif, il est dressé un procès-verbal concluant à l'autorisation de la crémation et stipulant que toute accusation d'empoisonnement est légalement défendue et les trois signatures suivent (on pourrait même sans inconvénient, y comprendre celle du médecin traitant), puis le maire transmet le document immédiatement à qui de droit, avec une lettre d'envoi.

Le Dr Icard qui s'est consacré depuis si longtemps

---

(1) Dans le cas où il serait fait.

et avec tant de succès à la détermination de la mort réelle, propose, de son côté, de prélever, mais sans intervention d'opération chirurgicale, un des trois liquides physiologiques — liquide céphalorachidien, bile ou urine — et de le conserver dans l'urne, pour le cas d'une accusation d'empoisonnement.

Je crois que les mesures qui précèdent offrent des garanties suffisantes pour qu'il ne soit pas donné suite actuellement à cette proposition.

Dans le cas où le défunt aurait manifesté le désir que ses cendres fussent accompagnées d'objets précieux quelconques, mais de petites dimensions, il pourrait être introduit dans l'urne, avant d'en faire le scellement, une bague, une médaille, un médaillon, un bijou dont l'acte d'incinération ferait mention. Dans aucun cas, les dimensions de l'urne ne pourraient être modifiées.

ADDENDUM. — La notice sur la crémation en Saxe qui a pour titre : « Enterrement ou Crémation » donne des détails que je crois intéressant de mentionner ici, mais que j'ai eus trop tard pour les insérer dans ce travail.

CRÉMATORIUM DE DRESDE

Le four crématoire de Dresde n'a été ouvert qu'en 1911. Il a coûté 1.250.000 francs. Le bâtiment est en grès. Dans le fond se trouve un catafalque avec trappe et ascenseur hydraulique ; au-dessus du catafalque, l'orgue. On ne voit ni les chanteurs ni les musiciens qui sont dissimulés au-dessus du catafalque, de telle sorte qu'on a l'impression d'une musique descendant des sphères célestes ; dans un coin, une chaire.

Le fond de la salle se termine en abside. A gauche de l'abside, une salle pour le clergé, ainsi qu'une salle d'attente pour la famille.

A l'intérieur, des vitraux tamisent la lumière.

Le columbarium est derrière le crématorium.

Des gravures font voir : 1º la *façade*. Sur les côtés, se trouvent des pins qui sont les restes d'une forêt qui s'élevait sur cet emplacement ; 2º le *derrière du monument avec le columbarium;* 3º le *columbarium;* 4º la *vue de derrière du monument;* 5º la *salle d'entrée où a lieu la cérémonie;* 6º *l'introduction dans le four crématoire;* 7º *le four crématoire;* 8º *le bocage aux urnes.*

EXTRAIT DE LA LOI DU 19 MAI 1906 SUR LA CRÉMATION
SPÉCIALE AU ROYAUME DE SAXE

Les cendres sont gardées dans le crématorium. Elles
ne sont rendues aux parents que si ceux-ci fournis-
sent la preuve qu'ils les déposeront dans un cimetière
ou dans un columbarium.

On ne peut procéder à la crémation que sur autorisation écrite de la police du dernier domicile du défunt. A partir de seize ans, il faut une demande écrite
du défunt ; au-dessous de seize ans, ou sans indication
expresse, il faut le consentement de la famille.

On ne peut incinérer des cadavres précédemment
enterrés.

Des prescriptions spéciales sont établies pour la mi e
des cendres en urne et pour la conservation des urnes.

TARIF

Incinération complète comprenant tous les frais ;
urne, concession d'une tombe de 0m80 sur 0m50 ;
ornementation de plantes ou d'arbustes : 100 marks
(125 francs).

Puis, le détail des frais pour l'incinération d'un corps
dont les cendres seront déposées ailleurs : cercueil
double, concession, cérémonie, orgue, chants, fleurs,
décoration de l'autel, convoi d'une gare au crématorium, etc.

Un *enterrement* moyen coûte 480 francs ; avec monument, environ : 860 francs.

La *crémation* revient à environ 450 francs ; avec monument, à environ : 650 francs.

Il y a en outre le règlement du four crématoire, avec
tarif.

RENSEIGNEMENTS

Prescriptions pour les cercueils en bois ou en zinc
et bois, leur calfeutrage, le double cercueil, la mise en
terre des urnes (à 0m50 de la surface du sol). Défense
d'employer de l'ouate, des oreillers, coussins ou cou-
vertures de soie.

On paie à l'avance.

Les concessions de trente ans sont renouvelables
dans les trois mois qui suivent l'avis. Si elles ne sont
pas réclamées dans les conditions indiquées, *les urnes
sont enterrées* sur place, à une plus grande profondeur.

STATUTS DE LA SOCIÉTÉ L'« URNE »
SOCIÉTÉ DE PROPAGATION POUR L'INCINÉRATION

Aide et conseils aux familles des défunts. Contribution aux frais de la crémation.

Exécution des dernières volontés en ce qui concerne la crémation.

Le fait qu'on est membre de la Société ne comporte pas l'obligation de se faire incinérer.

Minimum de la cotisation, 5 francs ; membre perpétuel, 12 fr. 50. La Société accepte les autres cotisations volontaires.

ENTERREMENT OU CRÉMATION

Avant l'introduction du christianisme, la crémation se pratiquait communément chez les Germains, comme d'ailleurs chez les Slaves. Cette coutume a été abolie par l'introduction du christianisme au VIIIe siècle (Edle Wynfrid), époque de Charlemagne et surtout sous le règne de son successeur « Louis le Pieux ». On a cité la croyance à la résurrection comme la cause du rejet de la crémation par la religion chrétienne, mais cette croyance s'était accréditée bien avant le Christianisme dans les pays où, faute de bois, on pratiquait l'inhumation (Egypte, Palestine, etc.). Cette pratique s'était introduite dans les grandes villes telles que Rome et Byzance. La religion chrétienne l'ayant empruntée à ces pays, l'introduisit partout, même en Germanie où l'abondance du bois permettait la crémation. Enfin lorsque la population devint plus dense, que les grandes villes se formèrent, l'inhumation devint le mode de sépulture naturel.

Aujourd'hui, on revient à la crémation pour les causes qu'on connaît, dont les obligations de l'hygiène publique.

La crémation n'est d'ailleurs pas contraire aux principes du Christ qui, au chapitre 23 de l'Evangile selon saint Mathieu, a manifesté son horreur pour la pourriture des corps ; s'il avait vécu dans un pays boisé où la crémation fût coutumière, il se serait certainement prononcé en sa faveur.

Imp. de Vaugirard. — H.-L. MOTTI, Directeur
13, Impasse Ronsin, Paris. (At. C.)